《为了孩子》精粹丛书

小儿科大名医

——0～3岁宝宝健康成长宝典

《为了孩子》编辑部　编

上海科学技术出版社

图书在版编目（ＣＩＰ）数据

小儿科大名医：0～3岁宝宝健康成长宝典／《为了孩子》编辑部编 .—上海：上海科学技术出版社，2013.8

（《为了孩子》精粹丛书）

ISBN 978-7-5478-1838-1

Ⅰ.①小…　Ⅱ.①为…　Ⅲ.①小儿疾病－防治－基本知识　Ⅳ.① R72

中国版本图书馆 CIP 数据核字（2013）第 148153 号

封面宝宝：朱尹卓

上海世纪出版股份有限公司
上 海 科 学 技 术 出 版 社　　出版、发行
（上海钦州南路 71 号　邮政编码 200235）
新华书店上海发行所经销
浙江新华印刷技术有限公司印刷
开本 700×1000　1/16　印张 8
字数 160 千字
2013年8月第1版　2013年8月第1次印刷
ISBN 978-7-5478-1838-1/R·606
定价：29.80 元

前　言

最好的礼物

迎接孩子降临人世，你会为他准备什么？精美的儿童房、高档的婴幼儿用品，还是满屋子的玩具？别忘了为他准备一份心灵的礼物，那就是你的一颗接纳他、陪伴他成长的心。

别以为你爱他就会无条件地接纳他。他可爱的时候，他听话的时候，他取得好成绩的时候，你很容易把他当作你生命中的天使；当他把周围搞得一塌糊涂，当他意识到自我而反抗你的时候，当他对你希望他做的事情不屑一顾的时候，你是否能接纳他这个独立的个体？

陪伴孩子，和孩子一起成长。看起来简单，做起来却很难。当你在为了孩子的将来而忙碌打拼的时候，你未必有时间、有心情去体会孩子成长的细枝末节。其实孩子需要的物质世界并没有你想给的那么多，他们更在乎的是你在他们身边的时光。

给孩子最好的礼物，莫过于做一个更好的自己。当你初为人父母，手足无措，茫然面对铺天盖地的资讯时，你需要平心静气地审视自己。我们为你奉上的这一套和孩子相关的成长书籍，有《为了孩子》的专家作者们潜心研究的成果，有《为了孩子》的编辑们精心筛选的育儿知识与生活资讯和各种实用的游戏素材。这套书贯彻着我们的编刊理念，孩子也好，父母也好，都需要人文关怀，需要在这个浮躁的社会中，留一抹清凉的淡定。

我们希望因为孩子，你的感受细腻起来，你的心柔软起来，你也会再一次成长，做豁达快乐的父母。

孩子是上天赐予我们的最珍贵的礼物，面对他们，我们心怀感恩，那是一张张白纸，将来，便是一幅幅各具特色的画卷。在他们生命最初的时候，都得借由我们的手，挥洒出一片片个性十足的色彩。

走路的脚步放缓一点，说话的声音放轻一些，陪伴孩子慢生活，这便是我们能给予孩子的最好的礼物。

祝天下的父母和孩子们成长快乐！

《为了孩子》主编　樊雪

2013 年 6 月

目 录

看病吃药支好招

在宝宝的成长过程中难免会有小毛小病，面对医院里花花绿绿的化验单，妈妈们很头疼，一排排的英文缩写字母和数字在平常人眼里就像天书一般。别担心，只要稍稍用心，妈妈们就能轻松读懂化验单哦！

血常规、尿常规、大便常规
教你轻松看懂化验单

文／顾岳

指导专家／上海交通大学医学院附属新华医院儿科研究所　余晓丹

和小宝宝有关的化验项目很多，不过以血、尿、大便三大常规化验最为常用。下面就让我们仔细看看这些神秘的化验单都说了些什么吧。

检验项目——血常规

小宝宝最常见的病可能就是感冒了，一旦不及时治疗，就会发起烧来，这时候带宝宝到医院去，大夫就会让先验一下血。为什么要验血呢？因为人在生病时，血液中各种细胞的数量会发生变化。比如贫血时，红细胞的数量或血红蛋白的含量就会发生变化；身体发生炎症时，白细胞的数量就会增加。

主要看哪些指标

血常规的化验单上往往会有一长串的化验项目，其中一些是比较专业的项目，我们不必去深究。看血常规的化验单，我们需要重点看四个方面。

（一）红细胞计数（RBC）和血红蛋白测定（HGB）——判断宝宝是否贫血

红细胞计数和血红蛋白测定是血常规的主要项目之一。我们知道红细胞的主要作用是给全身的各组织器官输送氧气，并把体内产生的二氧化碳排出体外，而完成这一功能主要是依靠红细胞内的一种蛋白，这就是血红蛋白(Hb)。

一般正常情况下，红细胞的数量和血红蛋白含量的比例大致是相对固定的。但在发生贫血的情况下，它们之间的比值就会发生变化，如发生低色素性贫血时，血红蛋白含量的降低就会十分明显，红细胞和血红蛋白的比例就会升高。所以在看化验单时，一定要首先注意这两项的数值。

（二）白细胞计数（WBC）和白细胞分类计数（DC）——判断宝宝是细菌性感染还是病毒性感染，以便合理应用抗生素

血液中的白细胞包括中性粒细胞、嗜酸性粒细胞、嗜碱性粒细胞、淋巴细胞等。化验单中的白细胞计数(WBC)是指测定血液中白细胞的总数，而分类计数是指各种白细胞的百分比。由于各种白细胞的生理功能不同，所以在不同的病理情况下，可引起不同类型白细胞的数量发生变化。一般而言，我们只要掌握白细胞计数、中性粒细胞(N)和淋巴细胞(L)的分类就可以了，因为在平常的生活中，医生是根据白细胞的数量来判断身体是否有感染发生，然后再根据白细胞分类来判断是什么类型的感染，应该使用什么类型的药物。一般而言，如果中性粒细胞数量增多是细菌性感染，淋巴细胞数量增多是病毒性感染。

（三）血小板计数（PLT）——判断宝宝是否有凝血问题

我们都知道，血小板的主要功能是凝血，如果没有它，我们就可能因一个小伤口而出现生命危险了。一般而言，血小板计数是我们在观察化验单时应该注意的第三个重点，如果血小板减少的话，宝宝就可能存在凝血方面的问题。

（四）C反应蛋白（CRP）——判断验证反应类别，以便合理应用抗生素

现在很多医院的血常规都会包含C反应蛋白这一项，这是表示机体炎症反应的一种蛋白，在细菌感染情况下，机体产生炎症反应，此项值会高于正常值(0～10毫克／升)，是决定是否用抗生素治疗的指标之一。

各年龄段宝宝血液细胞成分平均正常值（均值）

温馨提示：

看血常规化验单还有一个小窍门，那就是一旦化验结果异常，该项内容后面就会出现"↓"或"L"，提示结果低于正常，而如果是"↑"或"H"，说明化验结果高于正常。对于不同日龄、月龄和年龄段的宝宝而言，白细胞等项目的具体参考值还有一定的差异。

中文名称	英文缩写	第1日	第2～7日	第2周	3个月	6个月	1～2岁	4～5岁
红细胞（×10^{12}/L）	RBC	5.7～6.4	5.2～5.7	4.2	3.9	4.2	4.3	4.4
血红蛋白测定（g/L）	HGB	180～195	163～180	150	111	123	118	134
白细胞（×10^{9}/L）	WBC	20	15	12	—	12	11	8
中性粒细胞（%）	N%	0.65	0.40	0.35	0.3	0.31	0.36	0.58

检查注意事项：

1. 进行血常规化验时多取指尖血或耳垂末梢血。

2. 冬季采血前要保持血液循环通畅。

3. 血液采集前，应避免宝宝进行剧烈的运动，如跑、跳等，运动过后须休息15分钟再进行采血。

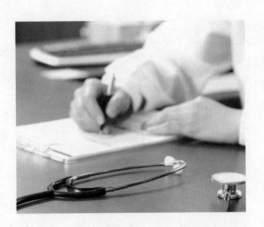

检验项目——尿常规 •••••••••••••••••••••••••••

检验目的：

如果宝宝有尿频、尿急、尿痛、浮肿、尿少、多尿、不明原因的发热等情况时，就应当进行尿常规化验，因为尿常规化验不仅能直接反映泌尿系统的功能状态，还能间接折射出其他系统的健康状况，如有无糖尿病、肝胆疾病等，甚至还能检测用药安全。

检验内容：

一次尿常规检查可以检测尿的颜色、气味、酸碱反应、比重、尿蛋白、尿糖、尿酮体、尿胆原等，妈妈们不必记那么多，只要大致了解尿比重、尿蛋白、白细胞和红细胞的意义就行了。

成分	英文缩写	参考值／单位	化验意义
尿比重	SG	1.010～1.030	比重高见于高热、脱水、心功能不全等
尿蛋白	PRO	"—"	尿蛋白持续增多见于肾脏疾病或是发热、受寒、剧烈活动和特殊体位
白细胞	WBC	＜5个/HP	白细胞提示可能存在尿路感染，常见感染为肾盂肾炎、膀胱炎、尿道炎
红细胞	RBC	"—"或偶见	红细胞超过5个以上称为镜下血尿，常见于泌尿系统炎症、感染、结石

温馨提示：

　　看尿常规化验单也有一些小常识，那就是一般化验结果以"－"代表正常；以"±"表示可疑；以"＋"表示检查结果为阳性，即异常，并以"＋"到"＋＋＋＋"分别代表不同的严重程度。某些医院的尿常规化验单还会在异常的项目上以"※"做出重点标记。

检查注意事项：

1. 尿常规检查，最好取清晨尿液中段，即先排出的一部分尿弃去，以冲掉细菌，然后将中段尿留取送检。

2. 采集前三天最好不要服用药物。

成分	正常参考值	化验意义
白细胞	"—"或偶见	正常粪便没有或偶见白细胞，肠炎时＜15个/HP，痢疾时有大量白细胞
红细胞	"—"	正常粪便没有红细胞，如果为肠道下段炎症或出血，粪便就会出现红细胞
脂肪滴	"—"或偶见	正常粪便很少见到脂肪滴，当宝宝罹患消化吸收不良综合征时就会出现
寄生虫	"—"	粪便中查到有寄生虫虫卵，就证明宝宝感染了寄生虫，但虫卵检出率很低

检验项目——大便常规 ·······················

检验目的：

　　如果小宝宝出现了腹痛、腹泻、腹胀、呕吐及突然高热抽搐等状况，医生便会要求妈妈们给宝宝进行大便常规化验。正常粪便由已经消化和尚未完全消化的食物残渣、消化道分泌物、大量细菌及水分组成，一旦出现异常，就说明宝宝消化系统出了故障。大便常规化验还能帮我们了解消化道有无炎症、出血、寄生虫，以及消化食物的状况等。

检验内容：

　　宝宝粪便异常可以表现为量的变化、质的变化和次数的变化，大便常规的检验项目包括粪便的颜色、性状、白细胞、红细胞、巨噬细胞、肠黏膜上皮细胞、淀粉颗粒等食物残渣和寄生虫虫卵等，妈妈们需要记住的是白细胞、红细胞、脂肪滴、寄生虫虫卵这四项。

温馨提示：

　　大便常规化验单和尿常规一样会以"—"代表正常；以"±"表示结果可疑；以"＋"表示阳性，从"＋"到"＋＋＋＋"代表不同的严重程度。需要注意的是，有时候一次大便常规正常不一定就说明消化系统没问题，必要时应当反复化验协助诊断。

检查注意事项：

　　大便常规化验取材应注意不能选取拉在尿布上的粪便，因为那样水分会被吸收，细胞容易被破坏；送检时还须注意标本不要超过1小时。

孩子生病是全家最头痛的事。年幼的宝宝常常半夜突然发病，父母们一下就慌了手脚，怎么办？别急！我们邀请儿保专家为你支支招。

半夜急诊，
专家给你支支招

文／曦 远
指导专家／上海市儿童医院儿童保健所主任医师　袁丽娟

突发高热

据统计，发高热占宝宝半夜急诊的80%左右，而引起发热最常见的原因就是感冒。其实，只要掌握正确的护理方法，在短期内让宝宝退热是不成问题的。

专家告诉你：

1. 宝宝第一次发热，通常是宝宝出现急疹。没有其他症状，突然发热，可能会高热（根据体质来定，有的宝宝容易发高热，有的宝宝不容易），一般会发热两三天，烧退即疹出。宝宝急疹引起的发热没有特效药，千万不要滥用抗生素，只需在家好好护理。

2. 发热是身体启动自我保护机制的体现，是好事。

3. 如果宝宝温度接近40℃，为了防止宝宝高热惊厥，有必要在医生指导下服用退热药。

4. 发热去医院通常要求先验血。如果白细胞高或C反应蛋白升高，则说明有细菌感染；如果白细胞正常或偏低，中性粒细胞超过范围，则是病毒感染。有细菌感染需用抗生素，病毒感染则不需要。

Tips：紧急就医指南

1. 39.5℃以上物理降温后，体温并不下降。

2. 宝宝未满2个月且发热38℃以上。

3. 宝宝出现无意识。

4. 宝宝出现抽搐痉挛现象。

咳嗽

据统计，每天就诊儿童中有 70%～80% 是以发热伴咳嗽或单纯咳嗽为主诉就诊。针对宝宝咳嗽，各种治疗方法常常难以奏效，约有 12% 的宝宝会导致并发症，24% 的宝宝需要复诊。

专家告诉你：

1. 如果咳嗽剧烈，如有医生给的药，吃一些是必要的。凡是咳嗽药，不外含有两种成分：一种是祛痰药，使痰稀化易于排出；另一种是镇咳药，用以麻醉气管黏膜，抑制咳嗽，两者配合适当才能使咳嗽逐渐平息下来。

2. 当发生呼吸困难并且每次出气时都伴有笛鸣音者，便是哮喘。此时最重要的是缓解呼吸困难。可让患儿取前屈坐位，拍打患儿背部，这样大都可以缓解。若有医生给的药，应立即让患儿服下，严重者应立即去医院。

3. 如果咳嗽发出"空、空"的声音，像狗叫似的，说明已有喉炎，严重的可发生呼吸困难，应及时就医。

4. 咳嗽剧烈时，要怀疑是肺炎，即使未发高热，也最好及时就医。

Tips：紧急就医指南

1. 突然咳得很严重，呼吸困难时，可能是有异物堵住气管。

2. 咳嗽又伴随发热、脸色不好、呼吸痛苦时，可能是肺炎或支气管炎。

腹泻

急性胃肠炎是一个全球性的公共卫生问题，在儿童的发病率仅次于呼吸道感染，列为第 2 位。在发展中国家 5 岁以下宝宝尤为突出。全世界每年发生 30 亿～50 亿例病例，其中 500 万～1000 万例死亡。

专家告诉你：

宝宝急性胃肠炎是一种常见的消化道疾病。婴幼儿胃肠道功能比较差，对外界感染的抵抗力低，稍有不适就容易发病。

急性胃肠炎如果引起的是轻型腹泻，一般状况良好，每天大便在 10 次以下，为黄色或黄绿色，少量黏液或白色团块，粪质不多，有时大便呈"蛋花汤样"。急性胃肠炎也可以引起较重的腹泻，每天大便数次至数十次。大量水样便，少量黏液，患儿有恶心呕吐，食欲低下，有时呕吐出咖啡样物。如出现低血钾，可有腹胀，有全身中毒症状；如不规律低热或高热，烦躁不安进而精神不振，意识朦胧，甚至昏迷。

Tips：紧急就医指南

1. 一天腹泻或呕吐超过 5 次。

2. 尿量大幅减少，且颜色加深。

3. 患儿嘴唇很干，皮肤弹性很差，哭的时候没有泪水。

4. 患儿不像平常般玩闹，精神活力变差很多。

哮喘病急性发作

哮喘是儿童最常见的慢性呼吸道炎症性疾病，全世界约有 1.5 亿儿童患者，发病率增长很快。根据国内部分地区的调查显示，我国儿童哮喘患病率为 0.5%～3.33%，个别地区则高达 5%。哮喘可发生在任何年龄段，大多数的发病年龄在 5 岁之前，其中 3 岁以前发病的占 50%。

专家告诉你：

典型的哮喘每次发作均很突然，多在夜

间或凌晨发作，发病前可能吸入花粉、粉尘螨、冷空气或刺激性气体等。发病时先出现鼻痒、流涕、打喷嚏、干咳，继而出现胸闷、喘息、呼吸困难，双肺可以听到哮鸣音，严重者常常被迫取端坐位，两肩耸起，头向前俯，用力喘息，全身出汗。发作可持续几十分钟或数小时，轻者可自行缓解，重者需给氧、雾化等综合治疗方可缓解，缓解后可能无任何症状，如同常人。

Tips：紧急就医指南

宝宝夜晚发作如表现呼吸困难、面部及口唇青紫，大汗淋漓，应立即送附近医院抢救，不可耽误病情。

腹痛

腹痛是婴幼儿时期最常见的症状之一，而且引起腹痛的原因非常复杂，不同年龄宝宝的腹痛病因有一定差异，如新生儿期，可见到先天性消化道畸形所致的肠梗阻及胎粪性腹膜炎；婴儿期则以肠炎、肠套叠为多见；幼儿期则以寄生虫、肠炎、阑尾炎、溃疡病多见。

专家告诉你：

在宝宝腹痛的同时，多伴有啼哭、烦躁不安、表情痛苦，在阵发性加剧时患儿大声啼哭、坐卧不安，或在床上打滚。紧按腹部或热敷后腹痛减轻或缓解者，可能为肠管、胆管等管状器官痉挛；肠道阻塞或泌尿系结石多为阵发性腹痛；而发作极不规律者，多属内科疾病，如肠蛔虫症、急性肠炎等；持续性腹痛，变动体位时加剧，腹痛拒按者，常为局限性或弥漫性腹膜炎的表现。起病即

有发热，提示为炎症性疾病；如病初无发热，以后才发热者，多为继发感染。

Tips：紧急就医指南

1. 腹痛剧烈，一时不能缓解。
2. 腹痛的同时伴有发热。
3. 宝宝腹痛后出现果酱样大便、柏油样大便或鲜红血便。
4. 宝宝腹痛时触摸腹部有腹肌紧张、反跳痛或腹部摸到肿块。

抽搐

儿科急诊中，最让家长紧张，需紧急处理的，非抽搐莫属！宝宝出现抽搐现象，并不能将它和癫痫划上等号，家长不必过于担心。

专家告诉你：

高热惊厥多发于6个月至4岁的宝宝，发病率为30%～50%，6个月以下或6岁以上很少发生。由于婴幼儿中枢神经系统发育还很不完善，大脑皮质控制能力较差，抑制过程薄弱，兴奋过程占相对优势，兴奋易于扩散，而发热可使中枢神经系统的兴奋性增高，因此，发热，尤其高热时，宝宝容易出现抽搐。发热时，一般体温在38～39℃。当体温超过39℃时，会出现烦躁不安、胡言乱语、幻觉，甚至手足抽搐等现象，重者表现为全身强直，眼球突然上翻，牙关紧闭，神志不清。

Tips：紧急就医指南

1. 四肢抽动、紧咬牙关，甚至昏迷。
2. 皮肤出现淡蓝色，双眼上翻。
3. 抽搐时间持续超过3分钟。

宝宝高热如何应对

文／复旦大学附属儿科医院教授　时毓民

作者简介：

时毓民，复旦大学附属儿科医院教授、博士生导师。擅长中西医结合诊治小儿哮喘、反复呼吸道感染、过敏性紫癜肾炎及性早熟。现担任中国中西医结合学会儿科分会顾问、上海市中西医结合学会儿科专业委员会名誉主任委员。

高级专家特需门诊时间：中西医科，每周三、四、五上午。

春寒料峭，宝宝呼吸道疾病频发，如感冒、扁桃体炎、气管炎、肺炎等。这些疾病都会引起发热，甚至是39℃以上的高热。宝宝高热，爸妈手忙脚乱不知所措，那么，宝宝高热了，你究竟应该做什么？退热时，要注意些什么？我们请中医专家给你介绍退热良方。

宝宝高热有 **3** 大危害

1. 发热是人体在疾病过程中和适应内外环境温度异常时的保护性反应，可以调动免疫系统将病原体消灭。但高热会使体内调节功能失调，耗氧量增加，大脑皮质过度兴奋，以致发生反复抽筋，甚至危及生命。如果反复发生高热惊厥也可能转变为癫痫。

2. 高热过久会使人体免疫功能下降，引起喉炎、气管炎及肺炎。

3. 发热会使消化道分泌的酶活力减低，胃肠运动功能失调，出现厌食、恶心、呕吐、便秘或腹泻。

用 **4** 种方法给宝宝降温

1. 用温水擦澡，主要在颈、胸、背及四肢处多擦洗，要注意不能用冷水擦浴。因为高热时，宝宝的皮肤血管扩张，体温与水的温差大，会引起小血管强烈收缩，使高热宝宝畏寒、发抖，甚至加重缺氧。

2. 可以取30%～50%乙醇，用纱布或小毛巾蘸乙醇，擦颈、腋窝、四肢及腹股沟处，全部擦洗时间约20分钟。要特别注意不能使用高浓度乙醇，否则不但不能起到退热作用，还会使宝宝的皮肤脱水，加重病情。

3. 可以将冰袋或冷湿毛巾置于前额，局部降温也是处理高热的一种方法。

4. 小儿泰诺（酚麻美敏片）、美林（布洛芬混悬滴剂）、小儿退热栓（对乙酰氨基酚栓）等非处方退热药最好在医生指导下应用。

高热惊厥的 **4** 个应对方案

高热惊厥时，应解开宝宝衣裤，将宝宝置

Tips：退热存在误区

1 裹衣捂汗 ✖
一些家长以为给宝宝捂出汗就会使体温尽快下降。殊不知宝宝的体温调节中枢发育不完善，汗腺也发育不全，用裹衣捂汗的方法不但不能使体温下降，还会使体温骤升，出现高热惊厥，尤其对婴儿还会危及生命。

2 多吃退热药 ✖
有些家长恨不得使用超剂量退热药或用多种退热药让宝宝快速退热，这种方法往往会事与愿违，因为大剂量用退热药会引起宝宝大汗淋漓，出现虚脱和脱水，身体更虚弱。

于通风处，立刻让宝宝仰卧平躺，松开衣领，轻轻扶住宝宝的身体，以免造成关节损伤或摔伤。

为防呕吐物呛入宝宝的气道，将宝宝的头侧向一边，及时清理嘴、鼻里的分泌物，防止宝宝吸入异物而引起窒息。

3. 抽搐时，宝宝常常会发生无意识的舌咬伤，妈妈可用清洁纱布包裹住小木板塞于宝宝的口腔中。

4. 抽搐发作时，妈妈可用拇指按压宝宝的人中穴（鼻子下中间位置）以缓解惊厥，但注意妈妈的指甲不可太尖，也不可太用力，以免刺破宝宝的皮肤，造成不必要的损伤。

容易忽略的 2 个护理要点

1. 护理发热宝宝时还要做好口腔护理，宜用消毒棉签蘸 3% 的硼酸水轻轻擦洗口腔或用淡盐水漱口，可以早、晚饭后各一次。

2. 除了高热，还要留意宝宝是否有双眼紧闭、眼屎增多的情况，宝宝高热后角膜可能会软化穿孔而导致失明。所以，家长要经常用干净的毛巾帮宝宝擦眼屎，滴些眼药水，以免角膜引起感染。同时，给宝宝吃些富含维生素的食品，如鸡蛋、胡萝卜、鱼、牛奶等。

饮食调理原则：
富营养，易消化，从少到多，从淡到浓

高热时，宝宝体内的营养及体液消耗很大，必须注意适当补充。要多喝水，饮食上要给宝宝吃流质或半流质食物，如粥、面汤、蛋羹、藕粉、豆腐等，清淡为宜。要适当吃些新鲜水果及果汁，比如生梨、西瓜、荸荠、鲜苹果汁等。

重要提示：
宝宝高热须及时到医院诊治，但看完病还不能"完事大吉"，在家中的科学护理才是退热的关键。

宝宝高热的中医按摩疗法

有一些中医按摩（推拿）传统疗法可用来治疗宝宝发热。按摩方法简便，没有任何副作用，家长也可以学习自己操作。

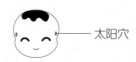

太阳穴

1. 宝宝取仰卧位，太阳穴位于眉梢后凹陷处，推拿时采用揉法，即以双手中指端按揉此穴，连续 30 ~ 50 次；天河水位于上肢前臂正中，推拿时用食指和中指，由腕部直推向肘，连续 100 ~ 200 次。

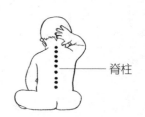

脊柱

2. 宝宝取俯卧位，用食指和中指在脊柱自上而下作直推，连续 100 ~ 200 次。通过这些手法，可以疏通经络。

3. 按摩合谷。合谷穴位于手背，第二掌骨中点，拇指侧（或在手背，第一、二掌骨间，第二掌骨桡侧的中点）。按摩时用对侧拇指按揉即可，也可用三指拿捏合谷穴处皮肤，连续 100 次。

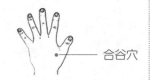

合谷穴

给宝宝按摩的注意点：

* 按摩的手法、操作次数及轻重要根据宝宝年龄大小，体质的强弱等具体情况而定，若用轻揉法，次数可多一些；招法要重、快，次数可少一些。

* 要保持室内温暖(20 ~ 30℃)，同时室内光线要柔和，太亮容易刺激宝宝稚嫩的眼睛。还要准备一条柔软的毯子和几条干毛巾，以及一瓶婴儿专用润肤油。在按摩前，先将婴儿油或乳液倒在手心，双手搓热后再进行按摩。

* 按摩前，家长要洗净双手，修短、磨圆指甲，摘下戒指。

* 按摩最适合 3 岁以下的宝宝。按摩时宝宝不要吃得太饱或处于饥饿状态，睡前进行较好。6 个月以下的宝宝，每次按摩时间不宜过长，5 分钟左右即可。

给你的按摩知识：

按摩治疗发热的临床疗效与宝宝体温的高低无关，而与疾病的性质有关。若宝宝经按摩治疗后，体温降至正常，同时导致发热的因素也被去除，则显示为较好的疗效。若按摩治疗后，患儿的体温降至正常或比原来有所下降，但致热因素未被去除，则宝宝的体温可能再度上升。此时，一方面可再行按摩，另一方面可配合中西药物治疗，特别是伴有细菌感染者，可配合抗炎治疗；体液丧失过多者，适当配合液体疗法，以缩短疗程，提高疗效。

打针，
宝宝不怕

文/王锴

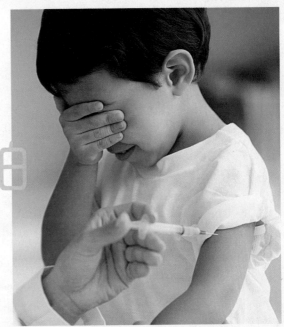

打针怕怕

林女士有个困扰已久的问题。她每次带儿子去打针，都要连哄带骗。可好不容易到了打针的地方，儿子一看到针就哇哇大哭。最后，只能由妈妈抓住儿子的双手双脚让医生赶快"下手"。每当听到儿子嘴里不停地叫着"我不要打针！不要打！"林女士都很无奈。

怕疼更多是心理原因

打针疼，吃药苦。可在宝宝的成长中，免不了会生病，打针吃药更是难以避免。然而，宝宝总是哭闹不止，这让护士和家长都头痛。如何才能让宝宝克服打针恐惧，变得配合呢？

先要搞清楚宝宝害怕背后的原因——

即便是成人，一到打针时神经也会紧张，更何况宝宝。成人只不过比宝宝更善于控制自己的情绪罢了。所以，宝宝"怕疼"便是很自然的事。

日本心理学家斋藤繁曾通过一系列实验证明：与人类其他的感觉相比，心理作用对痛觉的影响更大。也就是说，**人类在很多情况下感受到的疼痛，很可能是在心理作用下成倍放大的结果。**所以，宝宝打针时体验到的疼痛，很可能是在心理作用的影响下，被成倍放大了。

这些让宝宝痛上加痛的"心理作用"是怎么出现的？

其实，很大一部分是家长的错。

❌ **"打针一点也不疼"的误导**

大多数家长都对宝宝撒过有关打针的"谎"。你是不是也曾在打针前对宝宝说过"打针一点也不疼"这样的话。然而，当宝宝亲身体验了打针，尝过了味道，发现你骗了他，原来打针是非常疼的。宝宝便加深了对打针的畏惧。

❌ **"再不听话我就带你去打针"的恐吓**

家长常常拿打针"恐吓"宝宝，说"再不听话我就带你去打针"之类的话。"打针"成了家长吓唬孩子的常用手段之一。要知道宝宝的心理暗示是很强的，这样做的结果自然是强化他对"打针"之类惩罚的恐惧。

你该做对这些事，宝宝才不怕打针 ••••••••••••

1 实话实说

父母在打针问题上应当实话实说，但要注意技巧。你可以这样对宝宝说："宝宝，妈妈今天要带你去医院打针。打针可能会有点痛，但一会儿就好。我们的宝宝最勇敢，不哭。但要是宝宝实在忍不住，那就哭一下。哭可以帮助你释放掉一些疼痛哦。别担心，妈妈一直都陪在你身边！"

2 不拿"打针"吓唬宝宝

老拿"打针"吓唬宝宝，只会让他更怕打针，以至于在必须打针时变本加厉，不肯好好配合医生。父母要避免在平时的教育中拿"打针"吓唬宝宝。

3 和宝宝在玩中作准备

a. 玩"打针"游戏

平时，妈妈可以陪宝宝玩"打针"游戏。宝宝扮演护士，妈妈当病人。"病人"不妨故意表现出害怕的样子，看看宝宝是否像护士那样安慰你："小朋友不要怕，很快就好了。你最勇敢了！"如果不行，交换下角色。妈妈先说，下次宝宝也会跟着说了。通过游戏，宝宝能够了解打针的全过程，懂得换位思考。这对于消除打针的恐惧很有好处。

b. 讲故事

讲讲打针的故事同样可以给宝宝壮胆，让他不怕打针。比如，《布奇乐乐园》的故事里有很多勇敢的小动物。常常讲这样的故事给宝宝听，宝宝就能一个人去睡觉，连打针都因为布奇说过"勇敢的孩子不怕打针"而不哭了呢！

事前准备不足的大意

中国有句古话，"凡事预则立，不预则废"，是告诉我们事先做好充分准备的重要性。宝宝对于打针的恐惧，与他事先没有对打针这件事有充足的思想准备和了解有关。你要把"为什么要打针"、"打针的具体过程"和"如何面对疼痛"这些问题跟宝宝说明白。

Tips:"怕"还来自他人的影响

美国著名心理学家班杜拉认为：人类的许多行为都是通过观察他人的行为及其结果而习得的。用班杜拉的观察学习理论来解释"其他小朋友在打针时的不合作态度会加深孩子对打针的恐惧"这一现象再合适不过。确实，很多时候家长陪着孩子去医院，现场可能还有其他孩子在接受注射。其他宝宝打针时的"惨状"很容易扎根于宝宝的脑海，使他原本不安的心变得更不安。

4 奖励勇敢宝宝

在打针前向宝宝承诺，只要宝宝配合医生打针，不哭闹，父母就会奖励宝宝。实践证明，这种方法效果很好。不过，如何奖励是有学问的。

Tips: 奖励的学问

承诺一定要兑现。如果不兑现，宝宝会伤心，而且会觉得父母说话不算数。

采用分级奖励效果更好。分级奖励是指给宝宝设立多重目标，如"只要到了注射室，就奖励一小袋糖果；配合阿姨打针，奖励一个小汽车；打针时不哭，奖励一个小飞机"等。

5 抓住时机巧引导

要利用合适的时机引导宝宝。有时你需要在注射室等待较长时间，这段等待的时间就应好好利用。你可以对宝宝说："宝宝你看，过会儿阿姨会先把药瓶里的药吸到针管里，再用凉凉的棉花在你胳臂上擦一擦，消消毒。然后，阿姨把针轻轻地扎进去，一会儿就打好了！"这是缓和宝宝情绪的好时机，让宝宝做好最后的准备。另外，如果在注射室遇到其他宝宝大哭大闹的情形，父母可以蹲下来告诉宝宝："宝宝，快去告诉那个小朋友要勇敢。打针不可怕，一会儿就好！"如果宝宝去安慰其他宝宝了，你可要夸夸他："咱们宝宝最勇敢了！"

除了注射室，生活中也有许多合适的场景可以启发孩子。比如，爸爸带宝宝出去玩，当经过药店时可以领宝宝进去看看，告诉他："这些都是药，如果宝宝生病了就来这里买药吃，吃了药如果还不好，那就得去医院打针，打完针宝宝的病就好了。"说多了宝宝自己也会说了，而且会觉得自己长大了、懂事了。

只要你用心、细心，宝宝肯定能克服这个恐惧，不会再怕打针，而且会变得更坚强。

宝宝生病后，给他喂药是令很多新妈妈"头痛"的问题：宝宝太小自己不会吃，宝宝稍大些知道药的苦味后又不肯合作，"摆事实、讲道理"终究是徒劳的，处理不好还会使宝宝望"药"生畏。显然，给宝宝喂药只能"智取"，不可"强攻"。

给药步骤三部曲

文／辛　静

虽说"良药苦口利于病"，但对宝宝而言，如此循循善诱是不可行的，并不能使他乖乖地吃药。考虑到操作的规范性和难度系数，建议妈妈从以下的"三部曲"中尝试给药。

前奏曲

应该说，喂药前的准备至关重要，因为它关系到宝宝具体摄入或使用的药物剂量、时间和方式等，是宝宝能够成功治疗的前提。

知识准备

首先，给宝宝服用药物应严格遵医嘱执行。喂药前，应准备好要给宝宝吃的药物，仔细查看说明书，核对一遍用药量、喂药时间。对于喂药时间的掌握也是有讲究的。一般而言，给宝宝喂药的时间应选在两餐之间，如果担心宝宝会因吃药而发生呕吐，可在进食前30分钟到1小时进行喂药，但值得注意的是，某些对胃有较大刺激的药物如铁剂等，可于餐后1小时喂服。

物品准备

喂药前，要先给宝宝戴好围嘴，并在旁边准备好餐巾纸或毛巾，药物溢出后，便于及时擦拭。此外，还应用奶瓶或水杯装些温白开水，以便于喂药后漱口使用。

进行曲

根据药物的给药途径，药物可分为口服药、外用药、雾化吸入药、肌内注射药、静脉注射药等，对于后3种药物，妈妈不需要掌握它的给药方法，应由医护人员来操作。

喂服口服药

口服药大致有3种性状，即药液、药粉和药丸。区别于药粉和药丸，药液一般吃起来有甜味，相对来讲较易为宝宝所接受。喂服药液时，应先将药液摇匀，再根据宝宝的年龄确定用药量，用计量勺精确量取后，抱起宝宝，将其头部略往后仰，一点点地慢慢喂服，避免引起呛咳。对于年龄稍长的宝宝，如果宝宝不排斥药液的味道，可让其自己服用，但与此同时也应提防宝宝过于偏爱这种"甜药水"而过量服用，因此在服药后要将药物妥善保管。

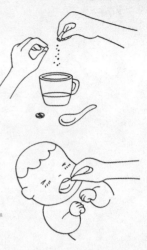

药粉和药丸的味道则相对较苦，所以妈妈在喂药时可能会颇费周折。对于宝宝来说，吞咽丸剂可能会有困难，因此建议妈妈将片剂研碎、药粉胶囊去掉外壳后溶解于糖水，用小勺每次取少量药液置于宝宝舌根处喂服，可减少宝宝的"苦味感"。有些药粉、药丸若溶于糖水喂服可能影响药效，因此妈妈需提前向医生咨询。

使用外用药

宝宝常用的外用药有滴眼液、眼膏、皮肤外用药和肛门栓剂，常见剂型有水剂、混悬剂、粉剂、膏剂、丸剂等。在给宝宝使用皮肤外用药时，妈妈应注意适当约束宝宝的双手，以免因宝宝抓、摸使药物误入眼、口而发生意外。

给宝宝使用滴眼液时应注意不要直接将药液滴在眼球上，应该先扒开宝宝眼睛，将眼药水的瓶子倒置后和宝宝眼睛保持一定距离，从眼角处缓慢滴入眼睑。眼膏也一样，要用干净消毒过的棉签蘸取少量眼膏，在宝宝睡觉前均匀涂抹于眼睑部。

在给予肛门栓剂时，妈妈先将双手洗净，

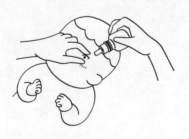

戴上一次性塑料手套，拆去包装，令宝宝平躺后抓住其双腿向上抬起，用两个手指撑开宝宝的肛门，然后将栓剂蘸上些水，将前部对准肛门迅速送入，再用拇指按压肛门帮助栓剂更好地插入。栓剂一定要放在冰箱内保管，另外要防止被宝宝误食。

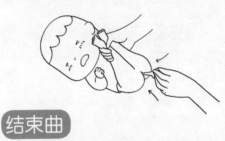

结束曲

"给药工程"总算紧张有序地完成了，但别简单地认为这就结束了。吃完药后，最好能给宝宝吃块小饼干等甜食当作奖励，或者表扬他（她）的勇敢以示对他（她）的肯定。除此以外，还需再给宝宝喂些温白开水，以利于宝宝将口中残留的药物咽下。

最后，观察宝宝服药后的反应，例如宝宝服用退热药后的体温测量，服用止咳药后的咳嗽情况，服用肠道益生菌后的排便情况等，并加以记录，以供医生参考。

3大外科手术
专家全程解疑

文／上海市儿童医院儿童重症监护护士　陈　欣
指导专家／上海市儿童医院普外科护士长　毛　蔚

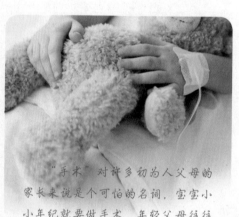

"手术"对许多初为人父母的家长来说是个可怕的名词。宝宝小小年纪就要做手术，年轻父母往往手足无措。即使手术成功，宝宝顺利出院，治疗也还没有结束呢。从手术成功到患儿完全康复还有一个过程，术后的家庭护理也是宝宝疾病治疗中非常重要的一环。

静养——手术后要让宝宝在安静、整洁、安全的环境下休养，减少周边环境的刺激，以防止宝宝焦虑、疼痛加剧。

除了爸爸妈妈所普遍了解的术后静养常识以外，我们通过3个宝宝常见的外科手术来学习如何做好术后的家庭护理。

先天性巨结肠根治术

先天性巨结肠是儿外科最常见的消化道畸形之一，以便秘为特点，病变肠段神经节细胞缺失，发生率较高，约1：5000，男孩稍高于女孩，有家族性发病倾向。

实例：

林林出生时体重正常，是个白白胖胖的小男孩，但自出生后，父母就发现林林大便次数很少，量也只有一点点。眼看就要满月了，林林却越来越不肯吃奶，脸上的肉也越来越少，肚子却越来越大，大便几乎没有，家里人用开塞露帮林林通过几次，每次都拉很多便便，爸爸妈妈觉得不对劲，决定带林林去医院查查。

医生诊断为先天性巨结肠，马上办入院手续，需要入院做一系列检查并灌肠，为以后的手术做准备。手术顺利进行后林林能自己大便了。

小知识：

先天性巨结肠表现为间断或进行性腹胀、排便困难，严重时出现不完全性肠梗阻表现，长时间不能正常进食又导致水、电解质失衡，合并肠炎后会发生局部及全身感染中毒性症状，甚至出现巨结肠危象，延误治疗的话会因剧烈腹胀造成肠穿孔、腹膜炎、败血症，病情会迅速恶化，最终死亡。

该手术后特别护理事项：

1. 手术后不能马上给宝宝进食，要禁食，给胃肠减压，等肠蠕动恢复正常后，从少量饮水到流质饮食、半流质饮食，7天后才可正常饮食。

2. 宝宝清醒后，让他仰卧，两腿分开略外展，适当地涂上护臀膏，以防止红臀。

3. 肛门填塞的油纱布如果自行脱落，不必紧张，要保持宝宝肛周的清洁，可以用凡士林涂在肛门处，防止肛周皮肤破损感染。

4. 培养宝宝定时大便的习惯，定期来院随访。

腹股沟疝手术

腹股沟疝分为腹股沟斜疝和腹股沟直疝，其中绝大多数为腹股沟斜疝，男孩多于女孩，并以右侧多见。手术是最有效的治疗方法，一般皆以全身麻醉，采用高位结扎方法，手术安全且时间不长。

实例：

康康今年1岁，平时活泼好动，很讨人喜欢，最近天气忽冷忽热，康康又流涕、又咳嗽。有一天康康妈妈在给儿子换尿布时发现宝宝右面的阴囊肿了好大一块，摸起来软软的，向上托一托，感觉好像变小了一点，康康好像也没感觉，一切活动跟平时一样，康康妈妈赶紧抱着康康去医院检查。

医生诊断宝宝得的是斜疝，像康康这样年纪的宝宝得了斜疝很少自愈，且随时可能发生嵌顿，手术是最有效的治疗方法，一般手术年龄以6～12个月大为宜。而反复嵌顿的孩子手术不受年龄限制。就这样康康接受了斜疝手术，手术很成功，第二天康康就出院了。

该手术后特别护理事项：

手术后1周内，应尽量让宝宝平卧，并减少下床活动时间。手术后1个月内尽量避免剧烈活动，若宝宝已能进行跑跳之类动作，就应尽量避免，以免增加腹股沟疝复发的可能，安排好休息，3个月后可逐渐增加活动量。

2. 斜疝的手术切口都在下腹部，极易被尿液污染，用尿布的宝宝要特别注意。稍大的宝宝则会因胶布过敏或创口痒而用手抓搔创口，引起创口出血或感染。因此要注意保持创口干净。手术后的一周内尽量不要洗澡，在拆线的1～2天后方可洗澡。医用胶水会自行退去，即使有部分剥离也无需除去。

3. 注意保暖，以防上呼吸道感染而引发咳嗽，如果宝宝咳嗽了应及时治疗。咳嗽时可以用手按压宝宝的创口部位，以减少局部压力，避免局部修补处裂开。有任何异常，如伤口红肿等，都应立即回医院就诊。

4. 手术后要适当增加营养，多吃营养丰富的食物，多吃蔬菜、水果，以保持大便通畅。

包茎环切术

包茎，即包皮口狭小，使包皮不能翻转，从而不能暴露阴茎头。治疗包茎的唯一途径就是施行包皮环切术。这个手术一般不需住院，手术的危险性较小。包皮环切术是开放手术，其目的是通过手术让阴茎头彻底暴露出来，这样就不会因为留死角而导致感染。

实例：

"医生，我们家宝宝的小鸡鸡又红又肿，我该怎么办？"今年夏天，明明妈妈带着2岁的明明来到了小儿泌尿外科。接诊医生在体格检查时发现：明明的包皮口狭小，包皮不能翻转，从而不能暴露阴茎头。

医生诊断为"包茎"。先天性包茎会发生在每个正常的新生男宝宝身上，出生时宝宝的包皮与阴茎头（龟头）之间粘连，到3～4岁时，由于阴茎及龟头的生长，阴茎勃起，大部分孩子的包皮可自行向上退缩，外翻包皮可显露龟头。但有一部分宝宝包皮口非常狭小，甚至到青春期包皮都不能退缩，妨碍龟头甚至整个阴茎发育。

像明明这样的情况就要接受手术，即包皮环切术。顺利接受手术后，过了2天，明明妈妈又领着明明来到了医院："医生，我儿子的小鸡鸡头是露出来了，可怎么还是那么又红又肿啊？他还老要抓，是不是感染了？"医生解释："手术后可能出现阴茎龟头部不适，这是正常现象。一般过一周左右就可逐渐消失。多数的包茎手术不需要使用抗生素，仅需局部外敷软膏预防伤口感染即可。"

该手术后特别护理事项：

1. 手术后宝宝会因为疼痛不敢排尿，家长要鼓励他及时排尿，以免发生尿潴留。排尿时要避免弄湿敷料，可以用清洁柔软的棉片挡在尿道口和敷料之间。如不小心被尿液浸湿，最好到医院做创面清洁换药。

2. 根据医嘱每天或隔天更换敷料。如发生出血不止，可以看见鲜血从纱布滴出，说明有小动静脉未结扎稳妥，需马上到医院就诊，采取相应措施。手术后7天应到门诊复诊，进行手术伤口拆线。

3. 手术后最好休息1～2天，可以卧床休息。尽量少走动，以防手术后活动出血。手术后1个月内避免阴茎外伤。

4. 饮食宜清淡，少吃刺激性食物。穿宽松的内裤，以减少对阴茎头的摩擦。

TIPS：爱心护理法

● 安慰法——鼓励和非语言性的安慰，比如抚摸、亲吻等，也是护理的一种重要方式。

● 音乐法——播放一些舒缓的音乐，可以安抚宝宝的心灵，减轻伤口的疼痛，减缓压力。

● 转移法——给宝宝一些他喜爱的物品，比如铃铛、玩具等，转移宝宝的注意力。

宝宝发热护理的 4 个误区

文／郑 鑫

指导专家／北京中医药大学附属
东方医院儿科副主任医师 郝宏文

6个月后，宝宝从妈妈那里得到的免疫力基本消失，开始独自面对疾病的威胁。这时宝宝生病越来越多，腹泻、感冒、气管炎……每次生病几乎都会引起身体发热，少则一两天，多则三五天，甚至一个星期，宝宝的小小身躯经受着考验，父母的心更是备受煎熬。

面对宝宝发热，不少父母在情急之下，有时也会好心办坏事！

误区 1

"宝宝的额头不烫，就不烧。"

妮妮妈：

妮妮这两天感冒了，一直流鼻涕。晚上我摸了几次她的额头，也不烫，以为没发热，结果第二天早上量了下体温，有38.6℃，再摸额头，也跟昨晚差不多，天啊，孩子烧了一夜我竟然不知道！

这样不对：

给小宝宝量体温时，小家伙通常会扭来扭去不肯配合，甚至会大哭大叫。为了不引起宝宝反感，许多妈妈习惯摸宝宝的额头或者手心、脚心试体温。可是，妈妈的手毕竟不是体温计，这样粗略判断的结果常常不准确。这是因为额头，尤其是手和脚属于人体

的末端循环，反映的温度会因为传输路程过长而导致一些信号失真。而且这些身体的裸露部位也容易受环境温度影响。除此之外，妈妈手的温度也会影响对宝宝体温的判断：假如妈妈的手比较凉或刚摸过冷水，感觉起来宝宝就会比较热，相反如果妈妈的手比较热或出了汗，就会感觉宝宝体温比较低。

请这样做：

宝宝一旦生病，应该用体温计准确测量宝宝的体温，以此判断是否发热。妈妈可以选择在宝宝睡着时测量，或者让宝宝腋下夹紧体温表后，扶好他的胳膊，然后转移宝宝的注意力，这样宝宝的依从性会比较好。

若确实想粗略判断一下宝宝的体温，摸宝宝的后脖子比上述部位更准确。

误区 2

"吃退热药，把热退了病就好了。"

昊昊妈：

昊昊7个月时第一次发热可把全家人吓坏了：每次热度上来都得39℃左右，吃完退热药才降下去，等药力一过，又会热度上来。虽然医生嘱咐38.5℃以上才可以用退热药，可姥姥依然坚持在昊昊没热度上来之前就用药，她说："可不能让宝宝这样一直发热，否则会把脑子烧坏的，多吃几次退热药，把热度退了病就好了。"

这样不对：

宝宝一发热，家里的老人总是万分着急，催着给宝宝吃退热药，以为把热度退了，病就好了。其实这是一种错误的认识。发热不是病，而是一种症状。借用"立竿见影"这个成语打比方，发热只不过是感冒、肠炎等疾病的影子，想要治愈疾病，只是退热（消除影子），不消除致病原（拔掉竹竿）是不现实的。所以，退热药只能解燃眉之急，但不能釜底抽薪。

请这样做：

如果宝宝没有高热惊厥史，应该允许宝宝适当发热。发热时人体免疫细胞同细菌、病毒等外来致病原作战，有利于清除病原体、缩短病程。

如果宝宝发热在38.5℃以下，且没有寒战怕冷的表现，可以护好宝宝的前后心，把四肢裸露出来，用低于体温的温水，擦拭头颈和四肢帮助降温。

当发热38.5℃以上时再服退热药，这样可以延长退热药的使用周期。当退热药的使用周期延长（譬如以前每6小时服一次，现在每8小时服一次）时，证明宝宝在慢慢退热，疾病也在慢慢康复。

误区 3

"发热时，千万不能给宝宝捂着。"

佳佳妈：

还是在怀孕的时候，我就听到一个因为过度包裹发热中的婴儿导致脑膜炎的真事，所以佳佳每次发热，我都是尽量让她少穿衣服。佳佳1岁时有次发热挺严重的，一个学医的朋友来探望。当看到热度起来直打冷战的佳佳只穿一件单衣时，朋友急了："孩子都冷得发抖了，怎么才穿这么点衣服？"我纳闷——发热时不是不能捂着吗？

这样不对：

宝宝发热时捂着点还是少穿点？这个问题常常让家长左右为难。年长的老人更倾向于捂着点：捂着有利于出汗，把汗出透了，热就退了；年轻父母会更倾向于少穿点：好多育儿杂志上不都这么说吗？两种说法都对，又都不对，关键要看具体情况。如果宝宝明明冷得发抖还减衣服，或者宝宝身上已经很烫了还捂着，就与正确做法南辕北辙了。

请这样做：

发热机制是这样的，致病原作用于体温

调节中枢，体温调定点会升高，散热和产热在这个新的调定点上达到平衡，故体温会维持在高的水平上，当致病原清除后，体温调定点恢复到正常，体温组建正常。身体通过升高体温来调动自身的防御系统，同致病原作战，而当感染情况稳定时，又会通过出汗来降低体温。

在体温没升到高点之前，产热增加，散热减少，皮肤血管收缩，体表温度下降，出现寒战、手脚冰凉、发抖等反应，这时家长应该多给宝宝穿点衣服，并给宝宝喝点温开水。

当体温升到高点时，全身发烫，这个时候要脱掉宝宝多余的衣服，并采取一些降温措施（喝水、温水浴、吃退热药等）。

而当宝宝身体发汗时，说明体温在下降，这个时候切不可给宝宝洗冷水澡，也不能脱光衣服晾着宝宝，当然也不能捂着，应该少穿点衣服，让汗液顺利排出。

误区 4
"吃药三天了还没退热，赶紧打点滴吧。"

辰辰妈：

辰辰感冒发热已经第三天了，刚发热时，我们带他去医院做了血常规检查，医生说是病毒感染，给开了治感冒的中药。可是这几天药吃了不少，热还是退不了。今天晚上要是再不退热，我和老公就准备带辰辰到医院，让医生给辰辰打点滴。

这样不对：

面对高热不退的宝宝，父母总是心急如焚，希望用最快的方法帮宝宝退热。打点滴的疗效的确比吃药来得快，但副作用也大，尤其是对于年龄较小的婴幼儿，要慎重选择。

其实像辰辰这种情况，打点滴未必能马上退热。一般细菌感染引起的发热用药之后比较好控制，3天左右基本上就能退热。但病毒感染引起的发热，持续时间会长一些。所以，父母一定要沉住气，让医生根据宝宝的病情科学规范地治疗。

请这样做：

宝宝发热后，首先要去医院化验血常规，明确病因。用药方面，如果是严重的感染，需要根据医生的建议打点滴，如果是轻度感染或病毒感染，可以先吃药控制病情。在家用药期间，如果出现发热以外的其他症状如咳嗽、呕吐等，或者用药3天后病情没有好转，应该及时到医院复查。虽然吃药比打点滴效果要慢一些，但更有利于增强宝宝的抵抗力，还能减少药物副作用对身体的影响。

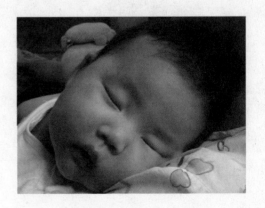

在对读者进行宝宝生病用药的调查中发现，回答选用中药的比例大大超过我们的预料。家长普遍担心西药的副作用，以及耐药性的问题，那么究竟这些说法对不对？使用中药真的就安全吗？你是不是也有一样的疑问，我们特别邀请了复旦大学附属儿科医院中西医结合方面的专家时毓民教授为大家指点迷津，教你正确地给宝宝用药。

安全用药：传统中药用对了吗？

文／复旦大学附属儿科医院教授　时毓民

宝宝病了，爸妈头痛的问题很多：
要不要吃药？
吃什么药好得快？
吃什么药更安全？

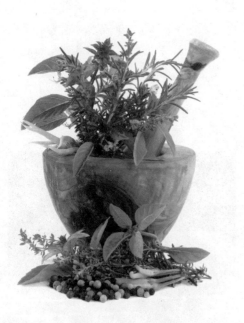

Q 中药和西药可以一起吃吗？一起吃是不是病就好得快呢？

时医生：中西医结合，是取中西医的特长防治宝宝的某些疾病，一般会比单用一种方法有明显的疗效。例如，大约20%宝宝有反复呼吸道感染，可见发病率相当高。凡每年患感冒6次左右，或肺炎3次，就可戴上"反复呼吸道感染"的帽子。预防反复呼吸道感染的西药有不少，如转移因子、胸腺肽、左旋咪唑、干扰素、气管炎疫苗、核酪、羧甲淀粉钠（卡慢舒）等，它们都有一定的疗效，但是缺点也不少，有的疗效不巩固，有的要注射用药，有些还有副作用。中医认为反复呼吸道感染是表卫不固，常用益气健脾的药，如黄芪、党参、北沙参、白术等。有800年历史的玉屏风散是防治反复感冒的良药，其中的黄芪已被证实可以提高人体的细胞和体液免疫力，大大加强机体抗病能力，与西药合用，相辅相成，效果巩固。

Q 中药是不是没有副作用？会不会影响宝宝生长发育？

时医生： 许多中成药属于非处方用药，家长可自行在药店购买，加上不少人认为中药毒性小，服用没有什么副作用，所以有些家长会随意给孩子服用。殊不知"是药三分毒"，中草药也不例外。如蛤蚧含有性激素，长期应用会引起儿童性早熟。又如家长常喜欢给孩子服用六神丸预防疮疖和痱子，其实六神丸内含有蟾酥，若服用过量可引起恶心、呕吐，重的可发生惊厥和心律失常。还有一些消食化积的中成药含有大黄、二丑、槟榔等成分，盲目应用会引起腹泻和营养吸收障碍，若长期应用会影响宝宝的生长发育。

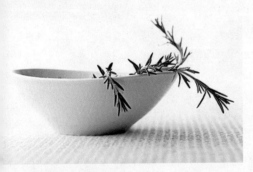

Q 中药吃了很久，宝宝的病都没好，于是就停了。这样对吗？

时医生： 中药有这样一些特点，作用较西药缓慢，副作用较少，药物起作用后病情少反复。例如治疗感冒的中药服用需 2～3 天后热度才会逐渐下降，待体温下降至正常后反复较少。有的家长给宝宝服了一剂中药后不见宝宝退热，就改用其他药，效果当然不会好。又如调理宝宝体质的中药需 2～3 个月见效，家长更不能"急不可待"。

中医专家特别提醒：中药使用原则

虽说，大家都认为中药的副作用小于西药，但"是药三分毒"，中草药也不例外。因此，宝宝生病后对症下药，家长不可盲目随意乱用，道听途说的习惯用法或者偏方什么的不宜乱用。许多中成药都含有若干种成分，若有疑问，要观察宝宝的情况，严格遵照医嘱。

煎中药的注意事项：

煎中药时要用砂锅，不宜用铁锅。因为砂锅的材质受热均匀，传热缓慢，可以保持煎出的药性稳定。

中药煎之前要先用冷水浸泡 20～30 分钟，然后视药材的特性来安排煎药时间和次数，如一般药物在煮沸之后第一次需要煎 20～30 分钟，第二次需要煎 15～25 分钟。有些特殊药材会需要不同时间和次数，请遵医嘱。

关于火候，先用较大火，使水很快沸腾，然后用较弱火，保持微沸，使水分蒸发速度减慢，有利于药物的有效成分完全煎出。

砂锅在煎完药后要清洗干净。

明明白白安全用中药 ABC

A. 常用中成药成分、用量早知道

你需要了解的一些宝宝常用中成药，主要针对宝宝的常见病，如感冒、腹泻和厌食。

1. 婴儿素：含白扁豆、鸡内金、山药、川贝母、木香、牛黄、碳酸氢钠。有健脾、消食、止泻作用。适用于消化不良伴腹胀、腹泻。1岁内每次半袋，1岁以上，每次1袋。每天2次。

2. 醒脾养儿颗粒：含毛大丁草、山栀茶、一点红、蜘蛛香。具有醒脾开胃、滋阴养血安神作用。用于烦躁、盗汗、厌食、夜啼。1岁内：每次1袋，每天2次；1～2岁：2袋，每天2次；3～6岁：2袋，每天3次；6岁以上4袋，每天2次。

3. 保婴丹：成分中的蝉蜕、钩藤，治风热感冒；冰片、牛黄、天竺黄、珍珠、琥珀等清热息风祛痰；黄连则能清热解毒。1岁内每次1瓶，每天1次；1～2岁每次1瓶，1天2次；2岁以上，每次1瓶半，每天2次。适用于感冒发热、烦躁及高热引起的惊厥。在用药期间忌吃生冷及油腻、油炸食品。

B. 服用中药时的食物禁忌

宝宝的内脏功能及代谢尚未发育完全，在服用中药时要注意饮食禁忌。

1. 当服用清内热及性凉的解热中药，如玄参、生地黄、金银花、连翘、大青叶等，不宜食用生姜、葱、蒜、胡椒、狗肉等热性食物，否则会减少药的作用；同样服温性中药时，应忌食生冷食物及冷饮。

2. 我国古代医书中记载了一些服用某些中药时忌吃某种食物，如果吃了疗效就不理想，有的反而会引起某些副作用。如黄连、乌梅忌猪肉，茯苓忌醋，薄荷忌甲鱼，蜂蜜忌生葱，天冬忌鲤鱼，荆芥忌鱼虾，白术忌大蒜等。这些都可供参考。

C. 给宝宝喂药时的方法

俗话说良药苦口，对于成人来说都难以咽下，何况是小孩。宝宝似乎特别喜欢吃有甜味的东西，于是父母会用糖水给宝宝喂药。这种喂药方法容易让宝宝接受，但是糖水会破坏有些药物的有效成分。

如果是用果汁喂的话，果汁中含有酸性物质，能使药物提前分解或使药衣提前溶化，不利于肠胃吸收。尤其碱性药品不能用果汁送服，因为酸碱中和会使药效大减。

用牛奶呢？牛奶中所含的蛋白质、脂肪酸较多，这些物质可在药片周围形成一层薄膜而将药物包裹起来，影响机体对药物的吸收，从而影响药物疗效，所以不能用牛奶送服。而且牛奶可与某些药物发生作用而影响药物的吸收，甚至产生毒性作用。因此，在服药时应尽可能不用牛奶送服药物。应该在服药一个半小时后再喝奶，如果是宝宝也需在服药后隔一段时间再吃母乳。

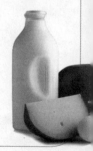

重要链接：

《中成药临床应用指导原则》指出——

- 儿童使用中成药应注意生理特殊性，根据不同年龄阶段儿童生理特点，选择恰当的药物和用药方法，儿童中成药用药剂量，必须兼顾有效性和安全性。

- 宜优先选用儿童专用药，儿童专用中成药一般情况下说明书都列有与儿童年龄或体重相应的用药剂量，应根据推荐剂量选择相应药量。

- 非儿童专用中成药应结合具体病情，在保证有效性和安全性的前提下，根据儿童年龄与体重选择相应药量。一般情况，3岁以内的服1/4成人量，

3~5岁的可服1/3成人量，5~10岁的可服1/2成人量，10岁以上与成人量相差不大。

- 含有较大的毒副作用成分的中成药，或者含有对小儿有特殊毒副作用成分的中成药，应充分衡量其风险／收益，除没有其他治疗药物或方法而必须使用外，一般情况下不应使用。

- 儿童患者使用中成药的种类不宜多，应尽量采取口服或外用途径给药，慎重使用中药注射剂。

- 根据治疗效果，应尽量缩短儿童用药疗程，及时减量或停药。

妈妈们的七嘴八舌

如此苦的中药怎么让小宝宝吃下去？这个可伤脑筋了。看看其他宝妈的方法：

豆妈

装在杯子里，插入可以折弯的吸管，再用杯盖盖住，让宝宝少闻到药味。

杰妈妈

吃之前跟宝宝说好，乖乖吃完药可以舔舔棒棒糖。

来福

在药汤里放些冰糖，然后跟宝宝说好，告诉他如果不喝病好不了，硬灌的话他会不舒服，想要病好就得自己喝。

小猪猪妈妈

我是用一次性针管呀，每次喂20毫升，每顿药喂两三管就可以了。喂的时候都会鼓励宝宝真棒！

专家建议：

给6个月以下宝宝喂中药时，可以用滴管慢慢滴入口内。

宝宝常用药，父母知多少（一）

文／郑 鑫
指导专家／北京大学第一医院妇产儿童医院内科主任医师　梁芙蓉
湖南省儿童医院中医科主治医师　罗 伟

　　宝宝的健康，爸爸妈妈最关心不过。但是，一次普通的病毒性感冒，到了医院就要用三四种药，虽说大剂量用药确实会让宝宝好得快一点，却也让他（她）失去了锻炼提升免疫力的机会。如此一来，宝宝反而更容易生病。与其大张旗鼓地看病吃药，不如细心一点，在宝宝生病之初就在家喂点药，让宝宝依靠自己的免疫力慢慢恢复。在这里，我们依据基础用药、成分简单、用药安全3个原则选择了一些宝宝常用药作简要介绍。

第一类：感冒用药

关键词　风寒感冒

　　主要表现为发热较轻，不出汗，畏寒怕冷，喜欢把身体蜷起来，流鼻涕，咳嗽阵阵，痰清稀易咳出，舌苔薄白。适宜用辛温解表的中成药，如：

小柴胡颗粒

成分：柴胡、黄芩、半夏（姜制）、党参、生姜、甘草、大枣。

用量：一次3～5克，一天3次。

保婴丹（每瓶装0.34克）

成分：防风、天竺黄、钩藤、全蝎、蝉蜕、川贝母、牛黄、珍珠、郁金、天麻。

用量：0～6个月小儿，每次服半瓶，每天

1次；6个月至1岁小儿，每次服1瓶，每天1次；1～2岁小儿，每次服1瓶，每天2次；2岁以上，每次服1瓶半，每天2次。

用药提示：更适合小一些的婴幼儿，但是不能多吃，因为里面含有凉性较大的药物如牛黄，易损伤脾胃，造成脾胃虚弱。

关键词　风热感冒

　　主要表现为发热重，恶风，有汗或少汗，头痛，鼻塞，流浊鼻涕，喷嚏，咳嗽，痰稠色白或黄，咽红肿痛，口渴，舌质红，苔薄黄。适宜用辛凉解表的中成药，如：

板蓝根冲剂

成分：板蓝根、大青叶。

用量：1岁以下，一次1/3袋，一天3次；1～2岁，一次2/3袋，一天3次；3岁以上，一次1袋，一天3次。

抗病毒口服液

成分：板蓝根、广藿香、石膏、知母、连翘、石菖蒲、芦根、生地黄、郁金。

用量：1岁以下，一次3～5毫升，一天3次；1～3岁，一次7～10毫升，一天3次。

小儿感冒冲剂（每袋12克）

成分：广藿香、菊花、连翘、大青叶、板蓝根、地黄、地骨皮、白薇、薄荷、石膏。

用量：1岁以内，每次6克，一天2次；1～3岁，每次6～12克，一天2次。

用药提示：风寒感冒及体虚而无实火热毒者忌服。

关键词　暑湿感冒

　　主要表现为发热，无汗或汗出热不解、头晕、头痛、鼻塞、身重困倦、胸闷、泛恶、口渴心烦、食欲不振，或有呕吐、泄泻，小便短黄，舌质红，苔黄腻，脉数或指纹紫滞。适宜用清暑解表药治疗，如：

小儿暑感宁糖浆

成分：香薷、佩兰、扁豆花、黄连、黄芩、厚朴、青蒿、芦根、滑石粉、甘草、苦杏仁、薄荷、荆芥穗。

用量：1岁以下，每次5毫升，一天3次；2～3岁，每次5～10毫升，一天3次。

新加香薷饮

成分：香薷6克、金银花9克、鲜扁豆花9克、厚朴6克、连翘6克。

妈咪提问

Q 目前市场上中药感冒药种类很多，成分相近，但又有不同，选择起来比较困难。宝宝感冒后只吃一种感冒药可以吗？

A 首先必须正确区分感冒属于哪种类型，是风寒、风热感冒还是暑湿感冒，再选择相应的中药感冒药。其实，尽管中药感冒药种类很多，但如果仔细观察就会发现，同一类型的中药感冒药，所含的主要成分基本一样，功效也没有很大区别，建议选择平时比较常用、大厂家生产的感冒药。

　　感冒属于一种自愈性疾病，对成人来说，多喝水、多休息、适当补充维生素C就够了，但是宝宝的免疫系统不成熟，如果不及时用药，很容易引发其他疾病，所以早发现、早吃药比较稳妥。至于感冒用药，切忌滥用，治疗感冒必须坚持一个原则，就是尽量只用一种药，如果能用一种药，绝不用两种药。联合用药必须在医师详细诊疗后才能进行。

用法：水煎服。水 5 杯，煮取 2 杯，先服 1 杯，如果出汗，汗止后再服第二杯。如果不出汗就接着服另一杯，2 杯后仍不出汗，可以再多服一些。

用药提示：解暑的常用药藿香正气水中含有酒精成分，所以对酒精过敏的宝宝应禁止使用，且藿香为挥发性中药，跟酒精一样都会对宝宝的口腔及胃产生比较大的刺激，服用前最好先稀释。

关键词　清热退烧

小儿热速清颗粒

成分：柴胡、黄芩、板蓝根、葛根、金银花、水牛角、连翘、大黄。

同类药物：小儿柴桂退热颗粒、小柴胡颗粒。

用量：1 岁以内，一次 1/4 ~ 1/2 袋，1 ~ 3 岁，一次 1/2 袋 ~ 1 袋，一天 3 次，最多不超过 4 次。

用药提示：宝宝风热感冒伴有高热时使用，可替代其他风热感冒药。

泰诺林

成分：对乙酰氨基酚。

用量：一般体温超过 38.5℃ 时才用。1 岁以下小儿必须在医师指导下用药，一次用量 10~15 毫克 / 千克体重，若持续发热，可间隔 4 ~ 6 小时重复给药，但 24 小时不超过 4 次。

同类药物：美林（成分：布洛芬）。

用药提示：一次用量 5 ~ 10 毫克 / 千克体重，泰诺林和美林都属于解热镇痛药，美林适于高热，泰诺林适于中度发热，可根据发热情况，

妈咪提问

Q 若宝宝没有高热惊厥史，而且精神状态好，可以在发热超过 39℃ 时再用泰诺林或美林吗？

A 每个宝宝的体质不同，其发热反应也不同。如果宝宝有高热惊厥史，体温达到 38℃ 就应及时服用退热药；如果宝宝没有高热惊厥史，且精神状态好，可以考虑体温达到 38.5℃ 时再服解热镇痛药。但在未服药时要坚持物理降温，并密切观察宝宝的精神状态，若宝宝持续高热不退或出现精神萎靡现象，要及时就医。

选其中一种。

退热贴

同类药物：冰枕。

用药提示：冰枕不适合所有患儿，宝宝 6 个月以内或者处于体温上升阶段不宜使用，使用时不要直接接触皮肤，最好包上毛巾。

关键词　化痰止咳

小儿肺热咳喘口服液

成分：麻黄、苦杏仁、石膏、甘草、金银花、连翘。

用量：1 岁以下，每次 5 毫升，每天 2 次；1 ~ 3 岁，每次 10 毫升，每天 3 次。

同类药物：小儿清肺口服液、小儿宣肺止咳

颗粒。

用药提示：清理肺热、化痰止咳，主要用于小儿外感风热咳嗽、痰多、痰黄等热证。

养阴清肺膏

成分：地黄、麦冬、玄参、川贝母、白芍、牡丹、薄荷、甘草。

用量：1岁以下，一次2~3毫升，一天2次；1~3岁，一次5~10毫升，一天3次。

用药提示：主要用于阴虚肺燥、咽喉干痛、干咳少痰等阴虚症状。

小儿消积止咳口服液

成分：山楂（炒）、槟榔、枳实、枇杷叶（蜜炙）、瓜蒌、莱菔子（炒）、葶苈子（炒）、桔梗、连翘、蝉蜕。

用量：1岁以内，一次5毫升，一天3次；1~3岁，1次10毫升，一天3次。

用药提示：主要用于积食引起的咳嗽。

妈咪提问

Q 市场上止咳化痰药很多，如惠菲宁（美敏伪麻溶液）、息可宁（复方愈创木酚甘油醚）、沐舒坦（盐酸氨溴索）、念慈庵（蜜炼川贝枇杷膏）等，如何选用？化痰止咳药可以与感冒药一起服用吗？

A 惠菲宁为小儿感冒药，但因其中含有镇咳成分，易抑制小儿的咳嗽反射，对婴幼儿排痰不利，2岁以下禁止使用。息可宁化痰止咳效果比较好，适用于婴幼儿。沐舒坦糖浆为化痰药，主要用于痰多不易咳出的患儿，但因为其偶有胃肠道反应，所以胃肠功能比较差的小儿慎用。念慈庵为中药制剂，具有润肺化痰、止咳平喘的功效，一般的燥热、伤风、感冒咳嗽都可使用。

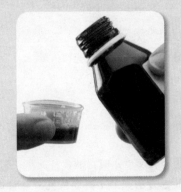

化痰止咳药可以与感冒药一起服用，不过两种药之间最好间隔十几二十分钟，以尽量避免药物之间的不良反应发生。

就医提示

宝宝感冒初期，出现轻微鼻塞、喷嚏、流鼻涕等症状，可以在家用药，边用药边观察。如果连续用药2天，感冒症状无明显好转，甚至加重，出现高热、剧烈咳嗽、呼吸加快、呼吸困难、鼻翼扇动等情况，应该带宝宝及时就医，以防发展为肺炎。如果宝宝感冒后出现脸色不好、精神差，或是呕吐、腹泻次数比较多的情况，为防止孩子脱水，也该及时就医。

宝宝常用药，父母知多少（二）

文／郑 鑫
专家指导／北京大学第一医院妇产儿童医院内科主任医师 梁芙蓉
　　　　　湖南省儿童医院中医科主治医师 罗 伟

第二类：消化用药

　　婴幼儿脾胃虚弱，如果父母不能正确喂养宝宝，如给宝贝添加的新食物太多或给宝宝饮食的质和量不当都容易引起消化不良。小儿消化不良，又称"小儿伤食"，一般表现为腹胀、腹泻、便秘、口臭、呕吐、食欲不振、嗳气等。

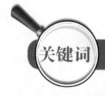

关键词　消积保健

小儿化食丸

成分：大黄、二丑、三棱、莪术、焦槟榔、焦神曲、焦麦芽、焦山楂。

功能：健胃、消食、导滞。

用量：1岁以内，一次1丸，一天2次；1～3岁，一次2丸，一天2次。

同类药物：小儿健胃消食片、小儿胃宝丸、小儿喜食糖浆、木香顺气丸、儿童清热导滞丸。

肥儿丸

成分：肉豆蔻（煨）、木香、六神曲（炒）、麦芽（炒）、胡黄连、槟榔、使君子仁。

功能：健胃、消食、驱虫。

用量：1岁以内，一次1克，一天2次；1～2岁，一次1.5克，一天2次；2～3岁，一次3克，一天2次。

同类药物：小儿康冲剂、驱虫健胃消食片、小儿疳积糖颗粒、小儿健胃宝。

珠珀猴枣散

成分：茯神、薄荷、钩藤、双花、防风、神曲、麦芽、竺黄、甘草、梅片、珍珠、琥珀、猴枣。

功能：消热化痰、消积安神。

用量：3个月以内，一次0.1克，一天3次；3个月至1岁，一次0.15克，一天2次；1～3岁，一次0.3克，一天一次。

同类药物：小儿消食片、醒脾养儿颗粒。

婴儿健脾散

成分：白扁豆（炒）、山药（炒）、鸡内金（炒）、白术（炒）、川贝母、木香、碳酸氢钠、人工牛黄。

功能：健脾、消食、止泻。

用量：1岁以内，一次半袋，一天2次；1～3岁，一次1～2袋，一天2次。

同类药物：启脾丸、婴儿散、参苓白术颗粒、小儿香橘丸、儿滞灵冲剂。

妈咪提问

Q 常听老人讲，孩子长吃小药，可以少生病。这些保健小药可以长期吃吗？

A 这些用于消化系统的小药并不能作为预防疾病的药来用，每种小药都对应相关的症状及疾病。一个消化系统正常的宝宝，如果长期服用这些药，甚至会起一定的副作用。

关键词 腹泻

培菲康

功能：可补充益生菌，抑制并清除肠道中的致病菌，减少肠源性毒素的产生，调整肠道菌群平衡，改善机体的消化吸收功能。

用量：饭后半小时温水冲服，1岁以下，一次1袋，一天1次；1～3岁，一次1袋，一天2次。

用药提示：用于因肠道菌群失调引起的急慢性腹泻及消化不良、便秘等。可加入奶中服用，但水温应在40℃以下。

同类药物：妈咪爱、金双歧。

思密达

功能：对消化道内的病毒、病菌及其产生的毒素有极强的固定、抑制作用；对消化道黏膜有很强的覆盖能力，并从质和量两方面修复，提高黏膜的防御功能。

用量：1岁以下，一天1袋，分3次服用；1～2岁，一天1～2袋，分3次服用；2岁以上，一天2～3袋，分3次服用。

用药提示：适用于小儿腹泻次数多、大便水多症状的改善。

丁桂儿脐贴

功能：健脾温中，散寒止泻。

用量：一次一贴，贴于神阙穴，每24小时换药一次。偶有皮肤过敏反应。

用药提示：适用于小儿泄泻、腹痛的辅助治疗。

口服补液盐

功能：用于纠正因腹泻引起的轻、中度脱水，价廉易得，方便高效。

用量：口补液盐有不同的规格，1袋口服补液盐5.5克，先用250毫升温开水冲兑好。2岁以下，每次腹泻后，补充50～100毫升；2～3岁，补充100～200毫升。分多次服用，直至患儿尿量正常，黏膜不干燥为止。

用药提示：1岁内宝宝应在医生的指导下加大稀释比例。

腹泻就医提示：

　　如果宝宝出现轻度腹泻，次数每天2～3次，大便水不多，精神状态好、无脱水情况，可以服用培菲康或妈咪爱再加健脾止泻的中成药；如果大便次数增多，每天5次以上，大便水较多，又出现小便量稍减少的情况，在宝宝精神状态好的情况下，可以在上述用药的基础上加思密达和口服补液盐；如果宝宝大便次数多，每天5～10次，大便水多，小便很少或无，宝宝哭时无泪或少泪，且精神状态差，必须及时到医院就医，静脉补液纠正脱水。

温馨贴士　　除了对症下药外，还可以——

● 照顾好宝宝的饮食。饮食以温、软、淡、素、鲜为宜，比平时吃的量要少一些，尽量减轻胃肠负担。要多给宝宝喝温开水。水果方面，腹泻宝宝可进食熟苹果、熟胡萝卜；便秘宝宝可进食猕猴桃、梨、火龙果等。宝宝呕吐后不要急于进食，应推迟进餐，让消化道休息一下。

● 注意宝宝的日常护理。秋凉之后，昼夜温差变化大，要注意保暖胃部，及时增添衣服，睡觉盖好被褥；腹泻严重的宝宝要注意肛门护理，最好每次大便后清洗肛门并涂上护臀霜。

● 多给宝宝做做按摩。比如揉肚子，四指并拢，掌心覆于肚脐，顺时针为补（适合腹泻宝宝），逆时针为泻（适合便秘宝宝）。有食积的宝宝，父母也可尝试给宝宝捏捏脊，方法是：让宝宝趴在床上，成人用两手拇指、食指和中指捏孩子脊柱两侧，由下而上，随捏随按。

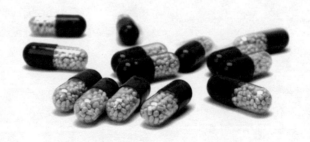

宝宝常用药，父母知多少（三）

文／郑 鑫
指导专家／北京大学第一医院妇产儿童医院内科主任医师　梁芙蓉
　　　　湖南省儿童医院中医科主治医师　罗　伟

第三类：小儿外用药

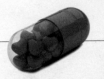

1　烫　伤

京万红软膏

用药提示：消肿活血，解毒止痛，用于轻度水火烫伤。先用生理盐水清洗创面，再涂敷本品。或将本品涂于消毒纱布上，敷盖创面，用消毒纱布包扎，每天换药1次。

美宝湿润烧伤膏

用药提示：暴露创面用药。将药膏涂于烧、烫、灼伤等创面（厚度薄于1毫米），每4～6小时更换新药。换药前，须将残留在创面上的药物及渗出液拭去。对芝麻过敏的宝宝慎用。

2　冻　疮

复方三七冻疮软膏

用药提示：温经通络，活血消肿。适用于轻度冻疮，可缓解皮肤红肿、发热、瘙痒。外涂患处，一天3～4次，切勿接触眼睛、口腔等黏膜处。当有水疱或水疱破裂形成溃疡面时，最好请医生处理，以免处理不当加重病变而诱发合并症。

维E乳膏

用药提示：在特别干燥的季节，沐浴后，将维生素E乳膏混合护肤乳液一起使用，能保持皮肤湿润，避免皮肤干燥皲裂，同时可增强皮肤抗寒能力。患处有破溃时不可使用。

3　祛痱止痒、防蚊虫

爽身粉

用药提示：普通爽身粉的成分主要是滑石粉，因其容易呛入宝宝呼吸道，还可能增加女宝宝成年后患子宫颈癌的概率，近年来饱受争议。因此最好选用玉米粉、松花粉、珍珠粉等天然成分的爽身粉。

叮必消止痒液

用药提示：主要成分为薄荷油、蜂胶、茶碱、牡丹皮、苦参、尿囊素舒缓剂、丙二醇、乙醇、去离子水等。适用于5月龄以上婴幼儿，蚊子叮咬后局部涂抹，可止痒消肿。

宝宝金水

用药提示：主要成分为食用乙醇、去离子水及野菊花、金银花、薄荷等中草药纯天然制剂提取液，具有祛痱、止痒、防蚊虫的功效，且药性缓和、易挥发，不会对宝宝皮肤、眼睛等造成影响，比较安全。

4 磕碰创伤

创可贴

用药提示：适用于较为表浅、伤口整齐干净、出血不多而又不需要缝合的小伤口。创可贴透气性较差，不可长时间使用，不宜超过24小时。轻微擦伤不需贴创可贴。

百多邦软膏（莫匹罗星）

用药提示：它是一种局部外用抗生素，适合宝宝创口出现溃烂感染时使用。对本药成分过敏者禁用，有中度或重度肾损害者慎用。

双氧水（过氧化氢溶液）

用药提示：适用于伤口消毒，特别是较为深的伤口。

碘伏（聚维酮碘）

用药提示：具有广谱杀菌的作用，对皮肤黏膜、伤口刺激性小。

宝宝发热，
物理降温还是服退热药？

文／王有国

宝宝发热了，到底是物理降温好还是服用退热药好？不少新手妈妈颇感疑惑。老人说退热药有副作用，先物理降温，退不了再吃药；医生说，先用药物降温。究竟哪个更适合宝宝呢？

该用退烧药还是物理降温为宝宝退热，我们得先了解：

1 宝宝为什么会发热

人体的温度不是由大脑皮质控制的，而是由它下面的一个叫"下丘脑"的结构控制。一般它给人体温度调控器设定的温度为36.5℃，医学上叫"体温调定点"，下丘脑就是根据这个调节体温。体温低于设定值时，人体就多产热、少散热，体温就升上来；体温高于设定值时，就少产热、多散热，体温就降下来，以此保持体温的恒定。

如果"体温办公室"遭到病毒的袭击或受到人体保卫战的影响，"体温调定点"失灵了，体温设定值拨高了好几度，那时人体就要使劲儿多产热、少散热，让体温升高到新的设定值。这时人就表现为发热。轻度紊乱，下丘脑会自己调整过来；严重紊乱引起的发热，就需要人为给予降温帮助。

2 宝宝为什么容易发热

宝宝发热是因为细菌和病毒，特别是病毒很容易通过扁桃体或呼吸道黏膜等进入人体，在体内作乱。这时人体的免疫大军就要"迎头痛击"，双方"激战"的表现就是人体发热。这种发热又叫"感染性发热"。正因为宝宝的免疫功能不健全，细菌、病毒侵入和作乱的机会多，所以很容易经常发热。其实宝宝发热倒不一定是坏事，这是给免疫系统锻炼的机会，让它产生免疫力。

不同情况选择不同的降温方式

* 物理降温

通常，宝宝发热在38.5℃（肛门温度）以下，不需要人为降温，可以采用多饮温开水、夏季多吃西瓜等方法，通过利尿、排尿使热度降低。只有当体温在39℃以上或发热时间过长，才考虑给宝宝降温。这就是妈妈带宝宝上医院，医生在开退热药时，常会嘱附"38.5℃以上吃"的道理。

注意：对曾有高热惊厥史的宝宝，妈妈还是应在医生指导下，及时使用退热药，以免因延误导致宝宝再次惊厥。

乙醇擦浴、洗温水澡（水温比体温低

1～2℃）、冷敷、睡冰枕、贴退热贴等都是常用的物理降温方法，家长可根据孩子的情况选用。

* 服退热药

有一种观点认为，既然感染性发热是因为下丘脑的"体温调定点"出了毛病，设定值被"拨"高了。那么降温措施就应该针对下丘脑的"体温调定点"来个拨乱反正，把错误的设定值降下来，才是根本的办法。宝宝发热时给予物理降温的话，不能改变"体温调定点"的错乱模式，只能让体表的散热增加，反而促使人体不断产生热量，造成大量消耗，甚至导致衰竭。因此，正确的做法应该是用退热药，直接作用于下丘脑，将错乱的"体温调定点"拨乱反正，把过高的设定值"拨"回到正常水平，让人体的产热和散热重新恢复平衡。

TIPS：对于非感染性发热（如夏季热）应谨慎使用退热药。

如何选择退热药

药店里的退热药名目繁多，其实退热药就那么几种，只是被冠上不同的名字而已。

乙酰氨基酚

此药是一种比较安全的退热药，是儿科临床最常用的退热剂，也是世界卫生组织（WHO）推荐2个月以上婴儿和儿童高热时首选的退热药。剂量为每千克体重10～15毫克，4～6小时一次。目前各医院和大药房均有出售，代表药如小儿美林糖浆、小儿百服宁滴剂等。退热效果迅速可靠，不良反应较少，家庭可常备。

布洛芬

适用于6个月以上儿童，剂量为每千克体重5～10毫克，每6～8小时一次。目前各医院和大药房均有出售，代表药为托恩口服溶液等。该药退热起效时间平均为1.16小时，退热持续时间平均近5小时，平均体温下降值为2.3℃，下降率为88%。儿科专家认为，本品可以代替肌内注射退热药，适用于感染性疾病所致的高热病儿，具有明显的解热镇痛作用，副作用少。

其实，有了以上两种药基本上就够用了，不必再准备更多的药。其他如阿司匹林、复方氨基比林（安痛定）、安乃近等因不良反应多，已基本不再用于退热。

宝宝输液要谨慎

文／甄 颖

咳嗽需要输液吗

邻居刚到深圳，7岁的儿子常常咳嗽，每次好像要把肺咳出来似的，去了一家医院。医生看了看，听了听心肺，说是"流行性感冒"，直接开了4盒药，还有输液单。孩子的妈妈在美国做了多年的护士，看着输液单就懵了："他只是咳嗽而已，真的需要输液吗？"医生说："是病毒引起的咳嗽，要杀灭病毒。"妈妈问："什么病毒？如果有病毒为什么孩子没有发热？他除了咳嗽没有任何其他症状呀！"医生说："流感病毒。你是医生还是我是医生？！"

最后，孩子的妈妈坚持没给孩子输液，也没有给孩子吃医生开的抗生素，只是每天给孩子喝很多水。过了两个多星期，终于，护士妈妈发现了孩子咳嗽的原因——孩子的喉咙很敏感，每次湿度增高就会咳嗽。只要把空调的"除湿"功能打开，孩子就没事了。

在中国，外籍父母对把孩子送去中国医院很不放心，除了他们不懂中文的原因，最大的差异就是输液。那个护士妈妈说，医院里坐满吊输液瓶的病人，让她吃惊不已。怎么会有这么多严重的病人？

在美国，即使是成年病人，医生也不会轻易给他输液。而对小孩子，尤其是2岁以下的宝宝，输液更为罕见。第一，药液是通过血管直接进入体内的，这就增加了血液的容量，心脏需要增大搏动的力量，才能使血液保持正常的流动。这就等于在短时间内加大心脏的负荷。对幼小的宝宝尤其不好。第二，大部分美国医生主张让身体自己和病菌作斗争，以增强自身的免疫力。我的美国公公是个有着三十多年经验的医生，他说："药物应该帮助身体打败病菌，而不是代替身体，否则身体只会越来越弱。"对成长中的宝宝更是如此。

该如何应对病症

给宝宝输液要谨慎，那么，宝宝生病时爸爸妈妈如何应对？

发热

发热不一定要输液。

发热本身不是疾病，它是体内抵抗感染的机制之一。发热能起到很多积极的作用：缩短疾病时间、增强抗生素的效果、减轻感染的传染性等。

如果孩子的体温在38℃以下（美国大部分儿科医生把这个标准提高到38.5℃），没有必要服用药物来降温。可以采用物理降温：洗温水澡；用温的或凉的毛巾敷额头及股动脉；用冰袋敷额头及股动脉；喝大量温水甚至冰水；用乙醇棉球擦拭手心脚心；退热贴敷额头及股动脉。最后两种都是通过"快速蒸发带走热量"的原理来降温。

总之，体温在38℃以下，用散热、降温的方式是比较普遍的。同时，保持室内通风、空气流通。我看到国内家长给发热的孩子穿更多的衣服，捂更厚的被子。我不太清楚这有什么道理，不过我家不用这样的方法。

补充液体和热量

宝宝生病，需要补充液体和热量，可以给宝宝喝"口服补液盐"或淡糖水。"口服补液盐"可以在普通药房买到。对感冒患者，美国有种口服冲剂EmergenC，很有效。它是大剂量的维生素C，国内也有类似的维C冲剂或含片。

炎症

患炎症的宝宝，如果没有其他严重的合并感染症状，要多喝水，多休息，尽量多喂母乳，并按时服用医生开的消炎药，就能够控制病情。女儿甄小美11个月时得了轻微的中耳炎，当时有点发热。我知道这是她的身体在跟中耳炎的病菌"打仗"，所以没有给她吃药，也没有输液。过了两天就全好了。

感冒

感冒绝大多数是由病毒感染引起的。事实上，至今还没有有效的抗病毒药物来治疗感冒。宝宝患普通感冒，包括伤风流涕等，服用抗生素甚至输液，对宝宝自身的抵抗力会起副作用。感冒是"不治之症"，能打败感冒的只有宝宝自己的身体。

冷静和耐心助宝宝战胜病毒

甄小美现在20个月，常常毫无顾忌地玩沙子、玩水、看蚂蚁、追小鸟、在地上爬、光脚跑，她每天都出去玩或者去游泳池。我和丈夫一致认为，让孩子暴露在粗粝的环境里，对她的健康有好处。

做父母的一看到宝宝生病，都会心急如焚，恨不得下一秒钟病痛就烟消云散。甄小美至今病了两次，那个心痛和着急我深有体会。但是，在忧心的同时，我们也要保持理智、冷静和耐心，给孩子一点时间，让孩子的身体和病菌对抗。爸爸妈妈只要随时监测，精心照顾，不急于求成，宝宝一定会越来越强壮。

量体温，有技巧

编译／杭州师范大学　顾苗丰

何时给宝宝量体温？

体温是身体健康的晴雨表，宝宝的体温每分每秒都在发生改变，所以知道何时给宝宝测量体温是非常重要的。

√ 当宝宝看起来无精打采，行为明显有异于往日时（平常活跃的宝宝异常安静；平常安静的宝宝反而异常活跃；平常独立的宝宝变得黏人了）。

√ 如果宝宝的皮肤摸起来发热时。

√ 宝宝有别的生病迹象或呈现病态时。

√ 在父母关注或去看医生之前，宝宝可能已经病了时。

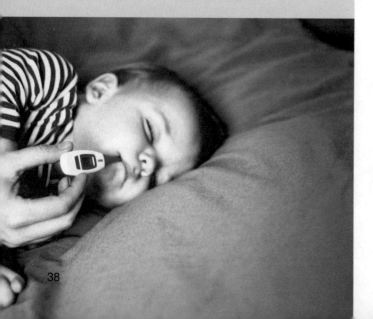

如何给宝宝量体温？

给宝宝测量体温并不像有些人认为得那么简单，操作时是有技巧的。

通过腋下测量是一种安全简便的方式，它能准确地量出体温。

腋下比从口腔内测出的温度低。从腋下测出的正常体温在 36 ~ 37℃，度数也可能受空气温度的影响，你也可以将口腔、肛肠或腋下温度计放在腋下测量。

水银温度计

1. 用一次性乙醇棉球消毒温度计。

2. 测试前将度数甩到 35℃ 以下。

3. 把温度计放在宝宝的腋下，让温度计的水银头碰到皮肤。把宝宝的手臂夹紧，将水银头夹于腋下。测试时间以 4 ~ 5 分钟为宜（尽管一般 30 ~ 60 秒也能测出体温，时间久一些测温更准确）。测试时要注意看管，宝宝夹紧的手臂不可松开，大人始终手握温度计。

4. 握住温度计的末端，放到与你眼睛相同的高度。转动温度计，你会找到一条银色的水银线，并读出银线所在位置的刻度（每个长刻度代表 1℃，每个短刻度代表 0.1℃）。

5. 把温度计用蘸了肥皂水的棉球擦干净，再用棉球蘸水漂洗。或者直接用 70% 的乙醇消毒。最后把手接触过温度计的地方擦干净。

特别提示：

读玻璃温度计比数字式温度计要困难一点。

数字式温度计

1. 用一次性乙醇棉球消毒温度计。

2. 按开关键启动温度计。它会显示其已可工作。

3. 把温度计放在宝宝的腋下，让温度计的感温探头接触到皮肤。把宝宝的手臂夹紧，将感温探头一方夹于腋下。测试时间为 1 分钟或等到温度计发出"哔哔"声。测试时要注意看管，宝宝夹紧的手臂不可松开，大人始终手握温度计。

4. 从数字显示器中读取体温。之后，关掉温度计。

5. 把温度计用蘸了肥皂水的棉球擦干净，再用棉球蘸水漂洗。或者直接用 70% 的乙醇消毒。但要防止水和乙醇流入显示器、开关键或电池盖。最后把手接触过温度计的地方擦干净。

特别提示：

数字式温度计比普通的水银温度计使用更简便，而且在数字显示上更易减少错误，比按刻度读取的温度计更精确。但要保证电池有足够的电量。

3 岁以下宝宝可以这样量体温吗？

● 触摸宝宝的前额判断是否发热

建议：这个方法看似很方便，但太不靠谱，毕竟你不是温度计。

● 用塑料温度计量体温

建议：虽不危险，但也不精确。这种温度计顶多能给出一个大致的度数。

● 用耳塞式（鼓膜）温度计量体温

建议：这种红外线温度计由于它的简便和快速，正日趋流行。测量时，把测体温的耳机戴在宝宝的耳朵上，保持 2 秒钟。数字是显示在显示仪上的，比较容易看懂。但太小的孩子测量时存在不准确因素，所以，不建议 3 岁以下宝宝使用。而对于 3 岁以上孩子，从口腔、腋下和肛门三个部位测量，其结果都比较接近。

● 口腔温度计

建议：鉴于不安全因素的考虑，请不要给 5 岁以下儿童使用，尤其是使用水银温度计的时候。

● 肛肠温度计

建议：尽管这种温度计测量的数据被视为温度计中最精确的，但一般不推荐给小宝宝使用，因为如果操作不当的话，可能造成宝宝的直肠或肠道穿孔。

预防与调理

宝宝摔了头，
你该怎么办?

文／复旦大学附属儿科医院主治医师 施 伟

为什么3岁之前的孩子颅脑外伤的发生率很高?

原因之一是孩子在学爬、学走的过程中难免跌跌碰碰，头部受伤的潜在可能较大；二是小年龄的孩子对危险的认知度不够，从高处摔下的情况也时有发生；三是随着社会的高速发展，交通工具的大量增加以及游乐设施的多样化，孩子在外出时，照看的成人稍有疏忽，就会发生意外伤害，脑部受伤也不在少数。

由于婴幼儿神经系统的解剖、生理、病理等均与成人有所不同，所以婴幼儿颅脑外伤具有症状明显、易致颅骨变形、后遗症较少等特点。那么，常见的脑外伤包括哪些?一旦受了脑外伤，除了密切观察外还要采取哪些措施呢?希望下面的内容能给大家一些帮助。

头皮血肿

婴幼儿头皮损伤的特点是出血在头皮下聚集。由于小儿头皮比较疏松，血管丰富，损伤后可引起广泛的头皮下出血，出现血肿。血肿通常较小，出现在直接受损的部位，明显高出皮肤表面，触压时无明显痛感。血肿较小时，对孩子不会造成危险，血肿较大时应就医，避免病情加重。因为幼儿对失血的耐受力差，特别是婴幼儿，少量出血就可引起休克或者贫血。因此一旦孩子出现面色苍白、精神淡漠、脉搏加快等症状，应及时至医院就诊处理。

小的头皮血肿在受伤初期，家长不要用手揉搓，更不要热敷，因为出血24小时内热敷可加速局部肿胀，使血肿扩大。

正确的做法是：在出血后24～48小时

以内局部冷敷，之后再热敷，大部分头皮血肿可在2～3周内被完全吸收。

颅骨骨折

小儿颅骨较薄，富于弹性，受伤后容易变形。发生凹陷性骨折时，宝宝的头顶就会出现一个小坑。遇到此现象，也要马上去医院就诊，让医生检查，并进行CT扫描，可以明确骨折的范围、程度，由医生决定是否需要手术。凹陷骨折大于5毫米时，要手术复位，不然会引起继发性癫痫。而小于5毫米，则可以观察，大多数情况下随着时间的延长，都能自行复位。

脑震荡

婴幼儿脑震荡多因坠床而发生，可伴有颅骨骨折，但意识障碍的表现并不明显。通常孩子坠地后会立即哭闹，随后安静一段时间。几分钟或数小时后又开始烦躁、呕吐，并伴有面色苍白、肢体湿冷等症状。呕吐在受伤后的数小时内反复发作，与此同时，意识状态也开始恶化，患儿会出现卷怠懒动、嗜睡或昏睡等表现。对于婴幼儿脑震荡，多数无需特殊治疗。对有颅骨骨折和持续呕吐者，需要留院观察一段时间。对嗜睡、呕吐、癫痫发作、前囟饱满、心动徐缓者，应进行头颅CT扫描检查。外伤当时并发癫痫，以后未再发作者，无需特殊治疗。而外伤以后经过一段时间（如1小时）发生癫痫者，需用抗癫痫药治疗一段时间。

颅内血肿

颅内出血是颅脑损伤中最危险的继发性病变，婴幼儿颅内血肿的发生率远低于成人，可能与婴幼儿特殊的生理解剖及病理变化有关。而颅内血肿较大，压迫并推移脑组织，引起进行性颅内压增高的，会危及患儿生命，均需手术治疗。婴幼儿伤后出现烦躁不安，频繁呕吐，伴有轻度的呼吸加速，脉搏加快或体温上升，同时随着时间的延长，患儿逐渐出现昏迷、轻偏瘫及癫痫等症状时，应立即至医院就诊，进行CT检查，了解颅内出血的情况，并由医生决定治疗方案。一般颅内出血，只要及时诊断与手术，预后是良好的，多数不会留有后遗症。

温馨提示：

婴幼儿颅脑损伤最常见的原因是坠落伤，这与监护人对孩子的照看疏忽有关。所以对婴幼儿的监护人要加强安全防护措施的宣传和教育，使家长们了解婴幼儿颅脑损伤的知识及防范措施，这才是降低婴幼儿颅脑损伤发生率的关键所在。家长们要尽量看护好自己的宝宝，防止各种颅脑意外，使孩子们能够健康快乐地成长。

种瓜得瓜，种豆得豆
——谈谈第一类疫苗

文／上海交通大学医学院附属新华医院主任医生　许积德

宝宝从一出生就要开始接种各类疫苗，家长大多是医学的门外汉，对疫苗接种了解甚少。那么，我们先来搞清一些基本知识，这样宝宝接种疫苗时，你就不会因为一无所知而纰漏百出了。

为什么要接种疫苗

简单地说，当外界的细菌侵入人体后，人体会产生一种抵抗该病菌的抗体，疾病痊愈后，这种特异性的抗体还会在体内保留一段时间。在这段时间内，当该病菌再次侵入，体内的抗体就会发挥作用，抵御病菌入侵，使人体不再患病。接种疫苗就是根据这个原理进行传染性疾病的预防。

什么是计划免疫

俗话说"种瓜得瓜，种豆得豆"，接种某一种疫苗只能预防相应的疾病，例如接种麻疹疫苗只能预防麻疹。由于一些疾病的好发年龄、接种疫苗后体内产生抗体持续的时间等因素，要把需接种的疫苗安排一个顺序来执行，这就称为计划免疫。

我国疫苗怎么分类

目前，我国将疫苗分为第一类（国家免费提供）疫苗及第二类（自费）疫苗两大类。

第一类疫苗包括：乙肝疫苗（预防乙型肝炎）、卡介苗（预防结核病）、脊髓灰质炎疫苗（预防脊髓灰质炎，又称小儿麻痹症）、白百破疫苗（预防白喉、百日咳、破伤风）、麻腮风疫苗（预防麻疹、风疹、腮腺炎）、流脑A群疫苗（预防流行性脑膜炎）、乙脑疫苗（预防乙型脑炎）、甲肝减毒活疫苗（预防甲型肝炎）等。

疫苗接种的反应及处理

对人体来说，疫苗这类生物制品是一种异物，因此接种疫苗后人体会出现一些症状或体征，这就是预防接种的反应。预防接种的反应分为：一般反应、加重反应、异常反应。

一般反应
（分为局部反应和全身反应）

1 局部反应

皮下接种疫苗24小时内，于接种部位可出现红、肿、痛；接种卡介苗4~5周后，接种部位可出现直径0.5厘米以下的溃疡及直径1厘米以下的腋下淋巴结肿大，这些都属于局部反应。对于一般的局部反应只需要休息或者局部热敷就可以恢复正常，但对卡介苗的局部反应不能热敷，而应在溃疡处涂1%的甲紫溶液。

2 全身反应

接种疫苗后可能出现体温升高，但多数在38.5℃以下。还有无力、恶心、呕吐、腹泻等症状，年龄较大者会诉述头痛、头晕、腹痛等不适，这些都是接种疫苗后的全身反应，一般不需要特殊处理，多数在1～2天内消失，很少持续3天以上。如果体温过高或有其他异常应去医院就诊。

加重反应

加重反应是指由于接种者本人的某些生理或病理的原因，或者由于接种技术、疫苗质量等问题所造成的反应加重，但没有其他异常症状出现。对加重反应的处理以对症为主，并加强密切观察，必要时去医院就诊。

异常反应

预防接种时常见的异常反应包括晕针、无菌性的脓疡等各种类型的过敏反应。晕针时嘱患儿平卧，保持安静，可喂热开水或糖水，一段时间内即恢复正常。其他的异常反应需去医院治疗。

第一类疫苗的接种程序（≤16岁人群适用）

接种起始年龄	乙肝疫苗	卡介苗	脊灰疫苗	白百破疫苗	流脑A群疫苗	麻疹疫苗	乙脑疫苗	麻腮风疫苗	甲肝疫苗	流脑AC群疫苗	白破疫苗
出生24小时内	♥										
0月龄		♥									
1月龄	♥										
2月龄			♥								
3月龄			♥	♥							
4月龄			♥	♥							
5月龄				♥							
6月龄	♥				♥						
8月龄						♥	♥				
9月龄					♥						
18月龄				♥				♥	♥		
2岁							♥		♥		
3岁										♥	
4岁			♥								
6岁										♥	♥
16岁/初三年级											♥
特定人群	♥										♥

第一类疫苗的禁忌证与注意事项

一般而言，空腹、饥饿时都不宜接种。疫苗接种后至少留观20分钟。下面分别谈谈第一类疫苗的禁忌证与注意事项。家长带宝宝接种某种疫苗前，可直接查阅相关内容。

乙肝疫苗

禁忌证：

1. 发热，患急、慢性严重疾病者。

2. 对酵母成分过敏者。

注意事项：

★乙型肝炎表面抗原阳性者接种本疫苗无效。

★不良反应轻微，极少数发热，局部红肿，2～3天后消失。

卡介苗

禁忌证：

1. 患结核病、急性传染病、肾炎、心脏病者。

2. 早产儿、难产儿、明显先天畸形儿，出生体重在2500克以下的婴儿。

3. 患湿疹或其他皮肤病的婴儿。

注意事项：

接种2～4周，局部红肿浸润，然后化脓形成小溃疡，一般6～8周结痂。左腋下淋巴结肿1厘米左右属正常现象。

脊灰疫苗

禁忌证：

1. 发热、患急性传染病者。

2. 患免疫缺陷证，接受免疫抑制治疗者。

3. 腹泻一天大于或等于4次，肛周脓肿

者，都需暂缓接种。腹泻恢复后2周可恢复接种。

注意事项：

本品为活疫苗，服用时不能用热水融化服用，不能与母乳同服，不要在哺乳2小时内服。服疫苗后半小时内不喂母乳。

白百破疫苗（包括白破疫苗）

禁忌证：

1. 发热、恶性传染病者均需暂缓接种。

2. 有癫痫、脑发育不全、脑损伤以及惊厥史者。

3. 有过敏史者。

注意事项：

★注射局部有硬结者，通过热敷、理疗可逐步吸收。

★注射第一剂后发现高热、惊厥等异常反应者不再注射第二剂。

★受接种者可自愿选择无细胞白百破疫苗。

麻腮风疫苗（包括麻疹疫苗）

禁忌证：

1. 患严重疾病，急慢性感染者、发热者。

2. 对鸡蛋有过敏史者。

注意事项：

★不良反应轻微，除局部疼痛外，偶有发热或轻微皮疹。

★注射过免疫球蛋白者，应间隔1个月后方可接种本疫苗。

流脑A群疫苗

禁忌证：

1. 有癫痫、惊厥史以及过敏史者。

2. 患脑部、肾脏、心脏疾病以及活动性结核者。

3. 患急性传染病以及发热者暂缓接种。

注意事项：

如果6个月开始接种，则需隔3个月后再接种一次。如果3岁开始接种，以后根据需要每3年接种一次。

乙脑疫苗／减活乙脑疫苗

禁忌证：

1. 发热、患急性传染病、中耳炎、活动性结核、心脏、肾脏及肝脏等疾病。

2. 体质衰弱，有过敏史或癫痫史。

3. 先天性免疫缺陷者，近期或正在进行免疫抑制治疗者。

灭活乙脑疫苗

禁忌证：

1. 发热、患急性病、严重慢性病或体质衰弱者。

2. 对药物或食物有过敏史者。

3. 有惊厥史者。

注意事项：

★如果用灭活疫苗，则需注射2次，2次间隔为1～2周。

★如果为减活疫苗，只需注射1次。

★乙脑在每年7、8、9三个月流行，所以必须在流行季节前完成接种。

甲肝减毒活疫苗

禁忌证：

1. 发热、患急性传染病及其他严重疾病。

2. 有免疫缺陷或正在接受免疫抑制治疗者，过敏体质者。

注意事项：

极少数有低热、头痛、乏力。接种处有红、肿、痛等现象。

种瓜得瓜，种豆得豆
——谈谈第二类疫苗

文／上海交通大学医学院附属新华医院主任医师　许积德

1 轮状病毒疫苗

预防轮状病毒肠炎。轮状病毒是引起婴儿秋冬季腹泻的最常见病原。轮状病毒肠炎又称秋季腹泻，可呈小流行。起病急，先有发热伴上呼吸道症状，以后出现呕吐，接着腹泻。大便次数多，一天可数次，大便量也很多，为水样或蛋花汤样，有少量黏液，无腥臭味。由于水分大量丢失，易发生脱水以及电解质紊乱，如不及时处理可危及生命。此病为自限性，自然病愈3～8天。轮状病毒可以同时侵犯神经系统而出现抽筋、昏迷，亦可侵犯心脏而发生心肌炎。

接种年龄2月龄至3岁，每年一次至3周岁。口服疫苗，服疫苗后半小时内勿喝热饮。个别有低热、呕吐及腹泻。禁忌证为急慢性严重疾病，每天腹泻大于3次者、发热者暂缓。

2 水痘疫苗

预防水痘及带状疱疹。水痘病毒在小儿体内可引起水痘，为急性出疹性传染病。病初起时，发热不高，皮肤发痒，可见不高出皮肤表面的斑疹，以后很快发展为丘疹及疱疹，经2～3天后疱疹干枯而结痂。痂皮多数在1～3周内脱落而不留瘢痕。水痘的皮疹一批接着一批相继出现，所以在小儿皮肤上同时见到斑疹、丘疹、疱疹及结痂，称之"四世同堂"。皮疹分布为躯干多、四肢少，痂皮脱落后无传染性。未出过水痘者与患水痘病儿接触后应检疫21天。严重的水痘可并发脑炎及心肌炎，成人患水痘病毒感染，表现为带状疱疹。

未患过水痘者及1岁以上均为接种对象。1～12岁只接种1剂。大于13岁接种2剂，间隔6～10周，为皮下注射。接种后个别有局部红、肿、痛，低热及皮疹。孕妇、对新霉素过敏者需禁忌。发热、急性感染、慢性严重疾病者暂缓。育龄女性接种后3个月需避孕。

3 肺炎球菌疫苗

预防由肺炎球菌引起的肺炎、脑膜炎及败血症。有两种疫苗，一种为7价，另一种为23价。肺炎的表现为发热、咳嗽，偶有腹泻。以后热度持续不退、咳嗽加剧、气急、鼻翼煽动、口唇青紫。两肺有细湿啰音，严重时可并发心力衰竭。X线胸片显示肺部炎性病变，肺炎球菌为引起小儿细菌性肺炎常见的病原。

肺炎球菌7价疫苗接种对象为3月龄至5岁。3～6月龄开始接种，共接种4剂；前3剂之间间隔≥1个月，第4剂在12～15月龄时接种。7～11月龄开始接种者，共接种3剂。前2剂之间间隔≥1个月，第3剂＞13月龄时接种，与第2剂间隔2个月。12～23月龄接种者接种2剂，两者间隔≥2个月。24月龄至5岁接种者只接种1剂。对白喉类毒素过敏者、接受输血或注射人体免疫球蛋白后3个月内不能接种。

肺炎球菌23价疫苗接种对象为大于65岁人群及2～64岁有慢性疾病、体弱或免疫功能缺陷者。通常接种1剂。两者均为肌内注射，个别有局部红、肿、痛、硬结或中低度发热。

4 流感嗜血杆菌B（HIB）疫苗

预防由流感嗜血杆菌引起的感染，以肺炎及脑膜炎为常见。HIB引起的脑膜炎与其他细菌引起的脑膜炎症状相似，有发热、头痛、呕吐、颈项强直、角弓反张。脑脊液检查显示：白细胞 >50 克／升以上，有蛋白、糖降低，脑脊液涂片及细菌培养有 HIB 生长。由 HIB 引起的肺炎与一般的肺炎症状、体征相似。肺炎、脑膜炎是一种病，可由多种病因，如细菌、病毒、支原体等引发，细菌中又可由葡萄球菌、链球菌、肺炎球菌及 HIB 等引起，病毒中也有各型。

　　HIB 疫苗接种对象为 2 月龄至 5 岁。目前有不同国家生产的疫苗，其接种程序按不同疫苗的品种而定，均为肌内或深度皮下注射。个别有局部红、肿、痛及中低度发热的反应。急性及慢性严重疾病者为禁忌，发热者暂缓。

5 流感疫苗

预防流行性感冒。流行性感冒由流行性感冒病毒引起。具有流行特点，突然发病，迅速蔓延、发病率高。突起高热、怕冷、头痛、乏力，全身肌肉酸痛。不久出现咽痛、干咳、流涕、眼结膜充血。婴幼儿常引发喉炎、气管炎、肺炎及高热惊厥。高热持续 3 ～ 4 天后降至正常，但干咳、软弱无力、精神萎靡可能持续 1 ～ 2 周。由于每年流行的病毒不一样，疫苗中的病毒种类也年年在改变，所以必须每年接种一次。接种后半年到一年内具有预防同型流感的作用。

　　接种对象自 6 个月开始。儿童接种 2 次，间隔 4 周。一般每年 10 月份接种，接种后 6 ～ 8 周才有预防效果，肌内注射。个别有局部红、肿、痛、硬结或中低度发热。急性及慢性严重疾病者禁忌，发热者暂缓。

6 霍乱疫苗

预防霍乱，一般情况下不接种，除非有接触霍乱患者，或者对有传播本病危险的人群才接种。

7 狂犬病疫苗

预防被患有狂犬病的狗、猫咬后发生狂犬病。被患有狂犬病的动物（狗、猫）咬后，经过15 天至 5 个月的潜伏期后才会发病。首先被咬伤处感到麻木、瘙痒、痛，同时出现兴奋、发怒等情绪变化。以后出现喉部痉挛，尤其饮水时痉挛加剧，造成呼吸困难，故小儿害怕饮水（本病又称恐水病），进一步发展为全身痉挛，终因呼吸麻痹而死亡，死亡率为 100%。出现症状后无法治疗。咬人的狗或猫可能无狂犬病，亦可能处于狂犬病的潜伏期，为了被咬后的安全（因为一旦发病，必死无疑），所以被狗、猫咬后必须全程注射狂犬病的疫苗。

3 岁以内
别错过听力障碍最佳治疗期

文／复旦大学附属儿科医院教授　时毓民

据国内抽样调查，每 4000 名儿童中有 3 人耳聋，200 人中有 1 人重听，每年我国要新增聋儿 3 万～ 4 万之多。宝宝听力障碍将直接影响语言能力形成，表现为不同程度的语言障碍，甚至聋哑。此外，语言发育滞后还会影响宝宝心理、行为的发展，以后出现注意力不集中、学习困难和交往障碍等。造成宝宝听力障碍的原因依次为中耳炎、高热疾病、药物中毒、家庭遗传、发育畸形、妊娠期疾病、产钳外伤等，这些原因近半数是可以避免的。因此，当宝宝显得与众不同，对声音的反应不敏感，甚至无动于衷时，家长要立即带宝宝到医院检查。

正常宝宝的听力发育规律

你首先要了解正常宝宝的听力发育规律，以便及时发现宝宝的听力障碍。

⊙ 一般 3 个月内的宝宝，会对较大声音的反应很强烈。比如家中的关门声很大或者有玻璃杯打碎时，宝宝就会有惊跳的表现；再比如过新年放鞭炮，"噼噼啪啪"的鞭炮声也会让宝宝吓得哭起来。

⊙ 从 3 ～ 4 个月起，婴儿会对一定响度的声音和语言做出注目或转头朝向发出响声的方向的动作。

⊙ 4 个月婴儿听到悦耳声音时会微笑。

⊙ 6 个月婴儿对母亲的声音有反应。

⊙ 8 个月时能区别语言的意义。

⊙ 9 个月时能寻找来自不同高度的声源，如果有一个较小的对象如积木在宝宝身旁落到地上，宝宝会上下左右寻声去找。

⊙ 1 岁时能听懂自己的名字，并开始学习语言。

当你的宝宝的情况与以上规律不符时应及时到医院检查。

怎样预防听力障碍

1 先天性耳聋是由于母亲在妊娠期患了风疹、腮腺炎、肝炎等病毒性感染及某些遗传因素影响。如近亲结婚，会使胎儿内耳发育不完全。预防妈妈在怀孕期病毒感染很重要。准妈妈应在孕前注射风疹及腮腺炎疫苗。环境噪声也是导致新生儿听力障碍的重要因素，当孕妈妈持续暴露在 85 ～ 90 分贝的噪音环境中，新生儿高频性听力障碍概率将会成倍增加。

2 新生儿窒息、早产、难产、新生儿溶血症、新生儿黄疸性肝炎等均会导致听力损害，对这些宝宝应进行仔细地

宝宝听力障碍要早发现、早治疗

早期发现是耳聋康复的前提

3岁以内是宝宝语言能力形成和发展的重要时期，对听力障碍的孩子进行纠正治疗，年龄越小，效果越好。如果婴幼儿对声音刺激没有反应，或2岁时仍不会叫妈妈，家长需带宝宝到医生那里进行耳测听检查，客观听力检查包括耳声发射、脑干诱发电位、声导抗三个项目。近年来，国内各大医院开展了新生儿听力筛查测定，以期早期发现，及早治疗。在早期得到治疗的宝宝中，约80%以上的患儿听力可得到不同程度的改善，甚至恢复正常。

针对不同症状须进行对症治疗

对听力有缺陷的宝宝，应佩戴助听器，这样可以使弱听的宝宝听见被扩大的声音，以帮助他学习语言，尽量恢复到接近正常的听力水平。对双侧性感觉神经性耳聋，可将双耳放大器放在耳郭后或用耳内助听器以获得最大听力。2岁以上听力极度丧失的宝宝，可将助听器植入耳蜗内，使听力定位发育。对有严重听力障碍的宝宝，家长单靠口语难以达到有效的沟通，家长与宝宝均要学习手语，以增加沟通的能力。应用可视性符号语言，能为以后口头语言发育提供基础。另外，针灸治疗对早期耳聋也有较好的效果，应配合其他治疗同时进行。2～3岁时是对宝宝进行语言训练的最佳时期，家长应与他多多交流，还要鼓励他与健康的宝宝一起活动，巩固会话能力。

听力检查，及早发现，及早治疗。

3 中耳炎是造成宝宝耳聋的最常见原因。因中耳炎可使鼓膜受损，丧失听力。当感冒时，鼻咽部的分泌物增多，细菌可乘机从宝宝较短而直的鼻咽管进入中耳，引起中耳炎。此外，当妈妈给宝宝哺乳时，如奶量过多，宝宝来不及吞咽，就会误入咽鼓管引起中耳炎。所以当宝宝感冒时，家长要注意宝宝有无耳痛及耳流脓。妈妈给宝宝喂奶时，奶嘴孔不宜过大，奶瓶不要举得过高。当给宝宝洗澡、洗头和游泳时，不要让污水流入耳内，以免引起中耳炎。

4 据上海市对2500例后天性耳聋调查证实，由药物引起的耳聋占35.5%。这些药有链霉素、卡那霉素、庆大霉素、万古霉素、新霉素、奎宁、利尿剂等，可多达100种以上。当然不是所有孩子用了以上这些药物都会耳聋，只有部分人对以上药物敏感引起耳聋。但是长期或大剂量用以上药物会引起大部分孩子耳损伤。所以决不能滥用药物。母亲妊娠及哺乳期需注意不要使用对耳听力有毒性的药物。

5 麻疹、流行性脑膜炎、流行性乙型脑炎、腮腺炎等传染病以及上呼吸道感染都可能损伤听觉器官，造成听力障碍。因此要按时预防接种。当宝宝有上呼吸道感染或患传染病时，要注意患儿的口、鼻、咽部的清洁，以防细菌蔓延至中耳。有慢性中耳炎的患儿要及时治疗，根除隐患。

盛夏季节严防意外伤害

文／王鑫苑

据悉，意外伤害是中国 0～14 岁儿童死亡的主要原因，每年有超过 5 万名的儿童因意外伤害而死亡，而在儿童伤害事件中，大约 40% 发生在夏季。因此，家长在夏季更要警惕，预防宝宝意外伤害事件的发生。

防摔跌伤

预防措施

- 把宝宝独自留在婴儿床上时，应当拉起床栏，防止宝宝从床上滚落。
  宝宝坐在餐椅上或外出乘坐推车的时候，应该扣上安全带。
- 窗户要加设安全铁栏，露台也要加设铁栅栏，并且尽量不要把床、写字台、椅等靠近窗口或露台，以防宝宝借助这些爬上窗台。
- 当发现地板上有水迹、油迹时，应立刻抹净，以防学步宝宝滑倒，产生跌伤。

急救方法

1. 冰敷跌伤处。要注意不要揉搓受伤处，如果有血肿，可用毛巾包裹冰袋冷敷。
2. 清洗伤口并给伤口消毒。如果有伤口，先用清水或者是双氧水（过氧化氢溶液）来冲洗伤口。接着消毒并覆盖上纱布，再绑上绷带，以保护伤口。

TIPS：

　　如果宝宝摔倒或跌倒的 24 小时内有呕吐现象，应及时送医院就诊。

防高温烫伤

预防措施

- 应避免宝宝进出厨房，以免被热水瓶、热汤等热源烫伤。
- 放洗澡水时应先放冷水再放热水，水温一般控制在 40℃ 左右。
- 在车内要避免食用热汤、热水，以免车体不稳而打翻，造成意外。

急救方法

1. 用流水冲洗 15～20 分钟以冷却伤处。宝宝没有感觉特别疼时，将烫伤部位泡到凉水中或用手巾包冰块冷敷。
2. 不要弄破水疱，由细菌引起的二次感染很容易使伤势加重。
3. 不要随意揭开医院包扎好的绷带，伤口若不包扎或包扎不妥，可能会引起发炎或使细菌更易侵入。

三 防宠物抓咬

预防措施

- 告诉宝宝在小猫、小狗进食和睡觉的时候不要打扰它们。
- 和宠物玩耍的时候，不要用手去捏或者敲打它的头，更不能把手伸进它的嘴里。
- 走在外面有小狗靠近宝宝时，提醒宝宝，对小狗表示友好，决不能踢小狗或者大声哭闹。

急救方法

1. 一旦宝宝被宠物咬伤，无论伤口多小，都有感染狂犬病的可能。所以，应尽快带孩子到医院注射狂犬疫苗。

2. 正确清洗伤口：父母将双手清洗干净后，用针将宝宝伤口周围的皮肤刺出血来，并用力挤压，接着用浓肥皂水冲洗半小时，再用大量清水冲洗。冲净后，不要自己包扎伤口，在伤口处涂上碘酒消毒，然后在最短的时间内将宝宝带到医院接种狂犬疫苗。

3. 疫苗注射流程：注射疫苗的最佳时间是被咬伤后的 24 小时之内。狂犬疫苗必须注射 5 次，即被咬当天打一针，第 3、7、14、30 天各注射一针。

Tips：

在疫苗注射期间，父母应注意不要让宝宝吃有刺激性的食物，比如辣椒、油炸食品、大蒜等。同时还应避免剧烈运动和受凉。

四 防意外中暑

预防措施

- 注意高温预报，合理安排宝宝的作息时间。在高温天气的上午 11 点至下午 2 点，尽量减少或不带宝宝外出。饮食宜清淡，每天勤洗澡、勤擦身。
- 如果带宝宝参加户外活动，一定要带上防暑用具，如遮阳伞、扇子等，不要让宝宝在太阳下长时间暴晒，应尽可能寻找阴凉处。

急救方法

1. 立即将宝宝移到通风、阴凉、干燥的地方。让宝宝仰卧，解开衣扣，脱去或松开衣服。打开电扇或空调，以便尽快散热，但风不要直接朝宝宝身上吹。

2. 尽快给宝宝降温。可以用湿毛巾冷敷宝宝头部，或给宝宝洗温水澡。

3. 待宝宝清醒后，可以让宝宝喝一些淡盐开水或绿豆汤解暑。

小宝宝接种疫苗后

文／丁 慧
指导专家／上海市儿童医院儿童保健所主任医师 袁丽娟

为了预防传染病，婴儿应按时接种卡介苗、乙肝疫苗、脊髓灰质炎疫苗、百白破和麻疹疫苗。在这几种疫苗接种中，除脊髓灰质炎是采用口服减毒糖丸方式外，其他都采用注射疫苗的方式。那么，小宝宝接种疫苗以后，妈妈该如何护理呢？

卡介苗

卡介苗是用于预防结核病的疫苗。宝宝出生后48～72小时内接种于左上臂三角肌下端皮内。卡介苗属于国家计划免疫规定的接种疫苗。

正常反应

接种后2～3周局部会出现一个白色的小凸起，约10分钟后退去至消失；3～4周后出现硬硬的黄豆大小、暗红色凸起，逐渐化脓、破溃；再过2～3周后，结痂，脱落然后形成瘢痕。

注意事项

1. 如果接种后发生溃疡，可涂1%甲紫溶液，使其干燥结痂，在洗澡时不要让水沾湿溃疡部位，还要注意痂下可能发生感染化脓。

2. 如果接种后溃疡3～4周后仍不结痂或左腋下淋巴肿块直径超过1厘米或软化，皮肤表面红热，则需要去结核病防治所进行处理。

3. 早产儿、难产儿、先天畸形儿、出生体重在2500克以下的新生宝宝，以及正在发热、腹泻及患有严重皮肤病的宝宝暂不能接种卡介苗。

4. 初次接种卡介苗3个月后应到结核病防治所进行结核菌素试验，结果阳性说明接种成功，结果阴性则需重新接种。

乙肝疫苗

乙肝疫苗是用于预防乙型肝炎的肌内注射疫苗。通常注射于上臂三角肌。宝宝出生后24小时内应接种第1针，间隔1个月后接种第2针，再间隔5个月后接种第3针，7岁后复种。本疫苗属于国家计划免疫规定接种疫苗，宝宝接种后保护率可达90%，3年后仍能达到80%以上。

正常反应

接种后少数宝宝会有发热及注射部位轻微红肿、疼痛，多数宝宝接种后2～3天不适感自然消失。

注意事项

1. 新生儿期有发热、严重湿疹、严重的脏器畸形的宝宝，体重低于2500克的早产儿均不能接种乙肝疫苗。

2. 新生儿期以后有发热、严重皮肤病、严重器质性疾病（如心脏病、急慢性肾炎、肝病等）以及有过敏史的宝宝都不能接种乙肝疫苗。

3. 因乙肝疫苗与卡介苗接种时间相仿，所以应注意两种疫苗不能注射于同一只手臂。

4. 如果母亲自己是乙肝病毒e抗原阳性，则新生宝宝需要先注射乙肝高效价抗体。

百白破三联疫苗

百白破是一种预防百日咳、白喉、破伤风的肌内注射疫苗，出生后满3个月第1次接种，满4个月、5个月各接种1次，1～1.5岁时再加强1次，7岁时再加强皮下注射白喉、破伤风二联疫苗。本疫苗属于国家计划免疫规定接种疫苗。

正常反应

接种后局部可有红肿、发热等现象，少数宝宝注射处会出现小硬结。

注意事项

1. 接种后家长要用棉签直接压迫止血，切忌边按边揉，否则会引起出血至硬结；已经出现硬结现象的宝宝，应进行热敷，1～2个月后可消退，且下次注射时应更换部位。

2. 有发热、急性传染病、不明原因哭吵、虚脱的宝宝应暂缓接种。当宝宝虚脱时，应查明原因，及时给宝宝喝糖水、平躺休息；有大脑发育不全、脑损伤史、经常发生惊厥的宝宝应绝对禁止接种。

3. 本疫苗两次接种之间最长不超过3个月，如超过3个月则应重新从第1针开始接种。

贴心提醒

● 每次预防接种后应让宝宝多休息，多饮用温开水，并保持注射局部的清洁，以防局部感染。

● 极少数的宝宝可有特异反应，有局部细菌化脓感染，产生这种特异反应，可能是注射操作过程中消毒不严格或是疫苗分装及安瓿破裂引起污染所致。这种特异反应常在接种后24～48小时有局部红肿、痛热等，一般为软组织浅部脓肿。如宝宝伴有全身不适、发热、头痛、食欲减退等，应尽早到医院就诊，以便及时对症处理。

● 1岁以内宝宝在完成以上基础疫苗接种后，随着时间的推移，所得到的特异性免疫力会逐渐降低，为使机体的特异性免疫力回复到一定的水平，维持较长的时间，家长们还要按《儿童预防接种手册》上的规定，在指定的时间为儿童进行加强免疫接种及接种新的疫苗，以增强宝宝对多种传染病的抵抗力。

乙脑疫苗

乙脑疫苗应在每年7、8、9三个月乙型脑炎流行期前1个月接种，是用于预防流行性乙型脑炎的灭活疫苗，接种方法为在宝宝上臂三角肌处皮下注射。初次接种对象为1～6岁的宝宝，需注射2次，间隔时间为2周，到2岁、6岁时再加强注射1次。本疫苗不属于国家计划免疫规定接种疫苗，但有些地区列为必须接种疫苗。

正常反应

少数宝宝接种部位有疼痛、红肿等轻微反应或有低热，多数在24小时内体温降至正常。

注意事项

1. 有急性发热或慢性病急性发作期应暂缓接种。

2. 过敏体质与有中枢神经系统疾病的宝宝不宜接种。

3. 有免疫缺陷或正在接受免疫治疗的宝宝，可接种灭活疫苗。

流脑疫苗

流脑疫苗是预防流行性脑炎的疫苗。6个月至15岁，最好在每年10～11月流脑流行之前进行接种。医生会在孩子的上臂三角肌处进行皮下注射接种。本疫苗不属于国家计划免疫规定接种疫苗，但有些地区已列为必须接种疫苗。

如果宝宝6个月开始进行接种，则需3个月再接种1次；如果3岁以上开始接种，则以后根据需要每3年复种1次。

正常反应

接种后可有短期低热，注射局部有轻微疼痛，这些症状均可自行消失。

注意事项

有癫痫、惊厥、脑部疾病、过敏史、肾脏疾病、心脏病及活动结核病的宝宝，不能接种流脑疫苗；患急性传染病及发热时，应暂缓接种。

脊髓灰质炎疫苗

脊髓灰质炎疫苗是一种预防小儿麻痹症的口服糖丸，通常在宝宝出生后第2、3、4个月时各服1粒，并两次服苗的间隔时间不能少于30天。在宝宝1岁、4岁时，再各服1粒。本疫苗属于国家计划免疫规定接种疫苗。

正常反应

服用后一般无任何反应，极少数宝宝会有发热、恶心、呕吐、轻度腹泻等症状，多在2～3天内自然痊愈。

注意事项

1. 服用糖丸时不可以用热水或沸水溶化，不可与母乳同服，不可在服用糖丸后半小时内喂母乳，不可在哺乳后2小时内服用。正确的服用方法是用汤勺压碎糖丸加少量冷开水溶解后给小宝宝服用，大宝宝可以直接吞服；如果服用后发生呕吐，应重新服用。

2. 有急症发热且腋温在37.5℃以上或腹泻4次／天以上者，应暂缓口服疫苗。

3. 有免疫缺陷或正在使用免疫抑制剂（比如激素）药物者，不宜口服糖丸。

4. 患肛周脓肿者，禁服糖丸。

炎炎夏日，当心宝宝得"暑热症"

文／上海市浦东新区浦南医院儿科副主任医师　袁秉煃

妈妈撑了遮阳伞抱着2岁的宝宝到医院就诊，诉说宝宝发热已1周，每天体温在39℃左右，但精神良好，也没有其他症状，在家里给他服了多次退热片，也服过抗生素，毫不见效，担心宝宝是否得了某种重病。医生听了妈妈的主诉，对患儿仔细做了全身检查，并进行了化验、拍片，然后确诊：宝宝得的是"喝水撒尿病"，医学上叫"暑热症"。

什么是"暑热症"

暑热症是一种"怪病"，此病只出现于盛夏季节，且在我国南部及长江流域的几个"火炉城市"中多见，发病的对象几乎都是1周岁前后至2周岁间，6个月以下和3岁以上者少见。患儿的突出症状是持续不退的高热。以往，儿科医生对患儿进行了仔细检查，总找不出发热的原因，采取多种方法治疗，也毫无效果。可是，患儿虽然发高热，精神状态仍不错，食欲也还可以。

为什么暑热症多发生在这个年龄阶段呢？有人认为在高热环境中婴幼儿因中枢神经系统发育还不完全，汗腺功能又不足，闭汗或出汗少，不易散热。生理学家做过研究，人体在新陈代谢过程中，体内产生的热有3个方法散去：一是传导，二是对流，三是蒸发。当环境温度到达35℃时，传导和对流已不起作用，唯有依靠大量出汗，通过汗液蒸发来散热。可是，婴幼儿的汗腺功能不足，散热就难了。于是，婴幼儿虽然没有病，体温却居高不下了。到了3岁时，体温调节功能成熟，就不会得暑热症；至于初生的小婴儿为何极少发病，那是因为小宝宝活动较少，产热不多。

除了环境温度高以外，还与湿度有关，我国南方和长江流域的空气相对湿度高，是汗液不易蒸发的又一重要原因。

暑热症的症状

1 **发热。**暑热症的患儿体温在38～40℃，可为稽留型、弛张型或不规则型，持续不退。气温越高，体温也越高，发热期可长达1～3个月，待气候凉爽时自然下降。

患儿在发热初起时，精神、食欲都良好，故极易被当作感冒。本病与感冒的主要区别，一是咽部无明显充血；二是无流涕、打喷嚏、咳嗽等症状；三是病程较感冒要长得多。

2 **多饮多尿。**多饮多尿是本病的特征，每天饮水可达3 000毫升，汗液虽难以排出，而肾功能正常，因此多尿而其比重较低；由于组织间水分减少，使唾液分泌减少而引起口渴多饮。患儿一昼夜可排尿20多次，尿液清，不含蛋白质，尿比重在1.008以下。

3 **少汗无汗。**患儿大多不出汗，仅在初起病时头部有少量出汗。

必须与其他疾病鉴别

本病的诊断并不困难，但必须与其他也可引起长期发热的疾病鉴别。应进行全面的体格检查和血、尿等常规检查、肺部X线拍片、结核菌素试验、肥达试验等，以排除各种感染性疾病。

如何急救"暑热宝宝"

本病初起时精神食欲良好，除了在体温过高时有嗜睡、惊跳外，无其他神经系统严重症状，但发热日子长了，难免出现食欲渐减及苍白、消瘦无力等消耗症状，还可能发生脱水、酸中毒。本病病程很长，每天听任宝宝在高体温中"煎熬"是不对的。可以在家中采取一些措施。

● 注意居室通风降温，现在空调已相当普及，把室温控制在26℃是较合适的，室温过低，反而不利于健康。

● 出现高热、惊跳时，可采用温水浴，水温比患儿体温低4℃，每次20～30分钟，每天2～3次。

● 不可给宝宝乱服退热药，更不可乱用抗菌药物。

本病中医疗法的原则是清暑、益气、养阴、清热，具体处方应根据病情辨证施治。

预防对策

● 炎夏季节，不要让宝宝到环境温度高的室外去。

● 注意居室通风降温，在高温季节开空调，把室温控制在26℃左右。

● 合理饮食，多饮水。

春末夏初，
宝宝哮喘防治宝典

文／贺军成
专家指导／山东省烟台市中医院小儿科副主任医师　刘竹云

近年来，由于生态环境破坏以及空气污染加重，哮喘的发病情况呈全球性上升趋势，尤其是宝宝的患病比例正在急速上升。一旦宝宝得了哮喘，今后还会反复发作，于是家长就觉得麻烦来了，如临大敌！该怎么办呢？

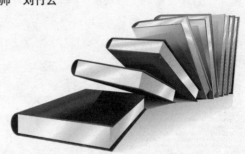

哮喘是啥病

哮喘是一种常见的小儿呼吸道的慢性过敏性疾病，宝宝哮喘主要与过敏体质、呼吸道感染和环境因素相关。其主要表现为突发的胸闷、咳嗽，咳嗽加剧时还会伴有像拉锯声一般的喘鸣音，甚至出现呼吸困难等。一般哮喘的症状常在夜间或者清晨发作或加剧。

哮喘多在婴幼儿期首发，发作后症状持续时间可长可短，短则一两天，长可延续数周，经平喘药物治疗后一般能缓解症状，但常常有反复发作的倾向。

哪些宝宝易得哮喘

哮喘与感冒不同，感冒几乎人人都有可能得，但哮喘往往只发生于某些特定的人群中。爸爸妈妈不必太紧张，大量临床统计资料显示，多数宝宝是不会患哮喘的。患哮喘的宝宝大都具备以下两方面因素：一是内在

因素，本身为过敏体质；二是外在因素，有过敏原（又称变应原）的存在。

过敏宝宝常见 7 大特征

1. 婴儿期有严重皮肤湿疹史，常在面部、颈部、头皮等处有红色苔藓样皮疹、组织液渗出、皮肤大片脱屑等表现。

2. 婴儿期频繁腹泻，喂奶粉后易拉肚子，乳糖不耐受等。

3. 婴儿期患过急性毛细支气管炎者，日后约有1/3会发生哮喘。

4. 有皮肤过敏史，不明原因的突发的皮肤红疹、丘疹或风团样的荨麻疹，或血管神经性水肿等。

5. 患过敏性鼻炎，时常有鼻痒、连续打喷嚏、鼻塞、流清涕等症状。

6. 有过敏性结膜炎，因眼睛痒而常揉眼睛，常流眼泪，结膜充血，眼圈灰暗等。

7. 父母亲或者直系亲属中有过敏性疾病或者哮喘病史。

哮喘的 5 大 "元凶"

●过敏原：花粉、灰尘、柳絮、宠物的毛发和粪便、羽毛、尘螨、霉菌（尤其是加湿器里的霉菌）、蟑螂、鱼虾蟹等异质蛋白等。

●刺激物：吸烟或者烧炉子所产生的烟雾、香水、喷洒的烟雾、强烈的化学制剂或者气味等。

●病菌感染：致病微生物的感染及其毒素，比如各种细菌、病毒、真菌、支原体等感染。要知道，感冒、流感常常是哮喘发作的诱因。宝宝的哮喘可以与鼻炎、咽炎、扁桃体炎、肺炎等同时发生。

●某些食物：海产品、鸡蛋、牛奶、香料、冰冻食物等，也可能是过敏原。

●剧烈活动：大运动量锻炼、大哭大笑、大叫大闹等。

防哮喘注意 "四好"

哮喘宝宝的家庭护理是一门很深的学问。如果护理工作做得合理，宝宝的哮喘就能恢复得快，甚至有痊愈的可能。

●环境好

要打造一个适合于哮喘宝宝的生活环境，远离过敏原。因为尘螨常常生长于居室的皮毛制品或其他柔软的物品中，所以应定期高温热水烫洗或者日光暴晒被罩、枕套、窗帘和床垫，不要铺地毯。也不要在家中养猫、狗、兔、鸽子等宠物，更不能让这些动物进入哮喘宝宝的卧室。另外，患哮喘的宝宝一般体质较弱，也比较敏感，当冷空气到来时最容易犯病，因此爸爸妈妈一定要注意不能让患哮喘的宝宝受凉。尽量少吹空调，避免风扇冷气直接对着宝宝的身体吹。

●饮食好

给宝宝选用性平、性温的食物。比如谷类应当以大米、玉米、糯米、燕麦为主，小米、荞麦、绿豆、薏苡仁这些性凉的食物尽可能少吃。肉类应多食用牛肉、猪肉、鸡肉、鳝鱼这些性温、性平的，而螃蟹、蚌肉、螺蛳、蜗牛、鸭肉这些性寒、性凉的就要尽量避免给宝宝食用。

●运动好

要让宝宝每天有一定的户外活动时间，切忌因为害怕宝宝哮喘发作而过分限制宝宝的体力活动，应让宝宝在无风的天气里经常到户外呼吸新鲜空气，接受阳光照射，不断增强宝宝身体对大自然的适应能力，减少过敏反应。如果宝宝正处于哮喘发作期，则应注意休息。

●心情好

让宝宝保持良好的情绪。研究发现，哮喘的发病常与神经系统的兴奋有关，因此爸妈应特别注意调节宝宝的情绪，要有耐心。对哮喘宝宝要多进行心理安慰和精神鼓励，消除其紧张和焦虑的情绪，你可以通过暗示、说服、解释等转移宝宝的注意力。

哮喘宝宝的居家护理

●发作期

1. 哮喘发作时，宝宝往往憋气，缺氧，有痰咳不出，因而烦躁不安，坐卧不宁，甚至有濒死感，这种情绪波动对宝宝非常不利，护理的首要任务是安慰患病宝宝，稳定其情绪。

2. 让宝宝选择坐姿或者半坐姿，以减少宝宝胸部呼吸肌的阻力，从而使呼吸感到通畅。

3. 爸妈应仔细观察宝宝的病情变化，注意宝宝每分钟呼吸以及脉搏的次数和节律，注意有无紫绀和出汗现象，随时准备送医院接受治疗。

4. 室内要保持安静，空气清新、湿润、温暖。经常开窗使空气流通，有条件的可以在室内放一台加湿器以使空气湿润。

5. 饮食应当以清淡、易消化的流质或者半流质食物为宜，让宝宝多吃水果、蔬菜，避免吃诱发哮喘发作的食物，比如虾、蟹、鱼等。

6. 大便要保持通畅，宝宝如果有便秘，可冲服蜂蜜水或者使用润肠通便药物。

7. 家长应熟悉患病宝宝服用的药物剂量和方法，及时协助宝宝服药。

8. 经常轻拍宝宝后背以协助其排痰，保持宝宝呼吸道畅通，并注意清除鼻垢和鼻腔内分泌物。

9. 注意宝宝的口腔卫生，每隔 5 ~ 10 分钟应让宝宝喝些温开水，保持口腔黏膜湿润。

●缓解期

1. 每天为宝宝定时测量肺功能，监测每天的病情变化，并记录好哮喘日记。

2. 时时刻刻注意宝宝有无哮喘发作先兆，一旦出现咳嗽、气促、胸闷等症状，应及时让宝宝服药以遏制哮喘发作。

3. 宝宝病情得到缓解后应继续让宝宝吸入最低有效维持量的糖皮质激素，一般情况下，轻度持续性哮喘至少需要 1 年，中、重度持续性哮喘则需要 2 ~ 3 年或者更长时间。

4. 根据患病宝宝的具体情况，查找发作诱因

并掌握其发作规律，制订一套切实可行的防范措施。

食疗抗喘 3 处方

食物治疗不失为治疗宝宝哮喘的好方法。下面特别介绍几种疗效不错的食疗方，妈妈不妨一试。

●大蒜水

制作：取大蒜 2 ~ 3 瓣，拍碎，放入小碗里，再加入半碗水，加上盖子，之后放到大锅里蒸，大火烧开后改用小火继续蒸 15 分钟。

服用：咳喘严重时可以让宝宝一天服用 3 次。第二天再蒸蒜水时要加入一粒冰糖，大蒜不宜多服，因为大蒜容易上火，加入冰糖后能起到润肺的作用。

●萝卜水

制作：白萝卜切片，宝宝咳喘时取 3 ~ 4 片，放入锅中加水煮 5 分钟即可。

服用：让宝宝喝萝卜水，每天 3 次。萝卜有健胃、消食、化痰、止咳、顺气、利尿、清热、生津的作用，此方对治疗因内热重而引起的咳喘效果很好。

●冰糖花椒梨

制作：将梨洗干净后靠柄部横断切开，挖去中间的核后放入冰糖 1 粒，花椒 2 粒，再把梨的上部拼对好，放入碗中，上锅蒸半小时即可。

服用：宝宝可以分两次把梨肉吃完，病情严重者可以每天吃 3 次。花椒性温，能温中散寒、通血脉、调关节、暖腰膝，多食同样容易上火，所以配着梨和冰糖一起食用，润而不燥。

宝宝呛咳的
预防和处理要点

文／王光耀

　　呛咳是宝宝，特别是新生儿常见的异常表现。人的吞咽动作很复杂，需要口腔、舌头、咽喉的肌肉及呼吸彼此协调配合才能完成，稍有混乱就会使吞咽受到影响。而婴幼儿时期的吞咽功能尚未发育成熟，吞咽时声门不能很好关闭，少量异物进入气管造成一定程度的梗阻，呼吸道为排除异物的梗阻，即以呛咳的形式将异物咳出。根据异物种类不同，呛咳可分为液体引起的呛咳和固体引起的呛咳。

液体呛咳

比较常见的是液体导致的呛咳，液体包括饮用水，药水，奶水等。液体导致的呛咳多半是因为宝宝一口吃得太多还来不及下咽，出现了吮吸和吞咽的不协调而发生的。所以，一旦出现呛咳现象，家长应该立即停止喂哺，并在第一时间将宝宝向右侧翻过身来拍背，或将宝宝的头部放低并拍背。

液体呛咳的预防要点：

1. 对于呛奶的宝宝，妈妈在喂哺时一定要注意喂哺方式和方法，在给宝宝喂奶过程中，应用手托住乳房，如果奶水多而宝宝不能及时吞咽时，妈妈应用食指和中指夹住乳头根部，稍微用力以控制奶水流出的速度。

2. 人工喂养时，不宜采用奶眼过大的奶嘴喂奶，并及时调整宝宝吃奶的速度；喂奶前要将奶瓶稍微倾斜一点，使奶汁充满奶嘴，防止宝宝因吸进空气引起溢乳、腹胀或呕吐。另外喂奶前，要检查一下乳汁的温度，先滴几滴在手背上，以不烫手为宜，但千万不能大人含进嘴里试尝，以免把细菌传染给宝宝。

3. 为宝宝喂水、喂奶、喂药时，应将宝宝抱起，喂完轻拍其背部，此时如果宝宝睡着了应将其头部抬高，头偏向一侧，防止宝宝因呕吐、溢奶误吸引起呛咳，喂药时切忌强行捏鼻喂，最好是用小勺或滴管紧贴宝宝的嘴角喂服，使药液沿宝宝的口腔一侧慢慢流入。

4. 有的宝宝吸奶顺利，喝水时却容易呛咳。这是因为奶水的浓稠度较清水高，在口咽部的流动较为缓慢，故宝宝口咽的肌肉比较能控制奶水由口腔前部向后部的移动，而清水入口后往往自动且快速地流向后咽部，并马上扩散开来，一旦气管开口处的肌肉来不及阻挡，就会侵入气管造成呛咳，喝凉开水时尤甚。所以对于此类宝宝应尽量喂食浓稠液体，少喂凉开水。

大人做好防范的话，宝宝发生呛咳的机会将会大大减少，即使发生呛咳，大部分宝宝在拍背等处理后也会有所缓解。呛咳缓解后，大人还要注意宝宝有无异常表现，如有异常一定要请医生检查，给予及时处理。如果呛咳后宝宝呼吸很顺畅，最好能想办法让他再用力哭一下，以观察哭时的吸氧及吐气动作，看有无任何异常，如果宝宝哭声洪亮，中气十足，脸色红润，则表示无大碍。如果宝宝有声音变调微弱、吸气困难、严重凹胸等症状，那么就有可能是有较多液体吸入气管，应立即送医院治疗。

固体呛咳

如果宝宝突然发生剧烈呛咳、气急、面色青紫、烦躁不安等情况，继以呕吐及呼吸困难，那么就要考虑气管、支气管有固体异物吸入的可能。通常吸入的异物种类较多，最常见的有花生仁、瓜子、小豆、橘核、纽扣、发卡、硬币、玻璃球等。如较大固体异物吸入后，嵌顿于喉头，可立即窒息死亡。较小的固体异物吸入后，宝宝可出现吸气性呼吸困难、面色

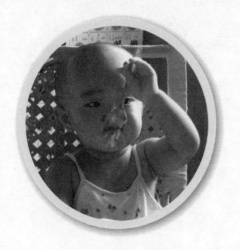

青紫、咳嗽、声音嘶哑或失眠、喉痛甚至咯血。

发生固体呛咳时，大人千万不要惊慌失措，应鼓励宝宝咳嗽，或立即把宝宝倒提起来，轻拍背部，使其呕吐、咳嗽，将气管内的异物排出，千万别用手在其嘴里乱抠，以防异物越抠越深，而把气道完全堵死。如果没有咳出东西，宝宝反复咳嗽或气喘，说明异物已到达下呼吸道，应立即送医院及时取出异物。

医院一般会使用喉镜或支气管镜检查，既可明确诊断，也可同时取出异物。如果宝宝喉部发生阻塞时，医生会立即做气管切开术，否则会有生命危险。

固体异物引起的呛咳后果一般比较严重，所以大人应尽量避免发生此类危险，平时做好防范，让宝宝减少不必要的痛苦。

1. 养成正确的饮食习惯。如专心进食，不边吃边玩，进食时避免嬉笑游戏和哭闹。

2. 不给宝宝整粒的瓜子、花生仁及带刺的食物。吃果冻时应小口吃，不要用力一口吸入。宝宝吃糖块时不可大笑、哭闹或跑跳，以免糖块进入气管，引起窒息。

3. 不让宝宝把玻璃球等小玩具含在口中玩耍。为宝宝选择玩具时，应以大于口腔、不带毛刺为宜，防止宝宝将玩具放入口腔不慎滑入气道导致窒息。

4. 及时清除宝宝周围可触及的小物品。宝宝周围的小物品，他（她）们随时都可能放进嘴里、塞进鼻孔里，因此，要特别注意。

总的来说，宝宝的呛咳应以预防为主，不仅因为呛咳会带来很多严重后果，更因为这些对宝宝的伤害是完全可以通过大人的努力来避免的！

中医改善
过敏体质

文／上海市中医院石门一路门诊部儿科主治医师、中医儿科博士　霍莉莉

你的孩子经常会出现这些情况吗——

眼睛发痒，常常忍不住用手去揉眼睛，经常黑眼圈；老是打喷嚏、流鼻涕，鼻子也总是痒痒的；

喉咙又痛又痒，早上起床或是夜间睡觉还会剧烈咳嗽、咳痰，有时候还气喘哮鸣；

皮肤出现红肿、疙瘩，甚至水疱，瘙痒难耐，有时出现对称分布的红色丘疹红斑；

时不时会腹泻……

　　也许你曾带着孩子频频奔波于医院，抗生素、激素、口服药、静脉滴注，该试的都试过，可刚刚好转，去托儿所、幼儿园没几天，新的症状又出现了，究竟是什么疾病如此缠绵难愈？

　　事实上，你的孩子很可能是过敏体质。上述表现，是孩子可能反复接触某些过敏原而导致的过敏性结膜炎、过敏性鼻炎、过敏性咳嗽、哮喘、荨麻疹、湿疹、紫癜等与过敏有关的疾病。这些疾病可以单独为病，也可能相互转化，甚至合并发作。就医后给予对症处理，疾病暂时缓解，但孩子的机体处于致敏状态，一遇到诱因，疾病又会发作。

　　过敏体质有家族遗传性。但是很多孩子没有家族遗传史，也患上了与过敏有关的疾病。这让许多家长疑惑不已。

　　调查显示，近年来，随着工业化进程的加快，大气污染日益加剧，我们生活中使用的化学产品也日益增多。此外，儿童寄生虫（卵）感染因为医疗条件的改善而减少。由此，人体内的IgE抗体变得异常敏感，对原来没有过敏反应的物质（比如食物颗粒、花粉颗粒等）也开始有了强大的防御作用。于是，原来低过敏体质的人变成高过敏体质，不是过敏体质的人也变成了过敏体质。

　　有报道称，全球范围内过敏性疾病的发病率已上升至30%左右，并且逐年增长，尤其在城市中更加明显。过敏性疾病已被世界卫生组织确定为21世纪流行病之一。

　　如果你的孩子是过敏体质，你也不用过于烦恼。通过中医辨证调理，孩子的过敏体质仍然是可以改善的。

　　过敏性疾病主要是由"外在过敏原和内在过敏体质"两方面的原因引起的。因此，中医认为，它的治疗关键是：首先要避免接触过敏原，然后坚持一段时间的内服中药来"辨证调理"，同时结合"伏九穴位敷贴"来改善过敏体质。此外，还要注意生活起居有规律，情绪心理调适得当。经过调理，孩子是完全可以达到"脱敏"效果的——对自然环境由不适应变为适应，即使在较强的过敏原刺激下，也能避免过敏发生。

避免接触过敏原

尽量查明孩子对哪些物质过敏，让孩子避免或减少与该物质接触。同时，避免接触烟、颜料、灰尘、浓烈的香水等其他可能诱发或加重过敏症状的因素。

1. 到医院进行过敏原测试。医院可以检测常见的一些过敏原，如：花粉、粉尘螨、动物皮屑等吸入性过敏原；牛奶、鸡蛋、鱼虾、牛羊肉、一些蔬菜、水果、坚果等食物性过敏原；青霉素、疫苗、蚊子或蜜蜂等昆虫叮咬液等注射性过敏原。

2. 家长平时注意观察：

(1) 如果每次发作都与某一固定物质和环境有关，如：冷空气、热空气，可能它就是过敏原。

(2) 如果更换生活居住地发生过敏症状，可能地域环境是导致过敏的因素。

(3) 睡觉时打喷嚏、流清涕，可能与床上用品甚至床的材料有关。

"两步走"缓解过敏，改善体质

疾病发作期：中西医结合抗过敏，以缓解症状

在疾病发作期，孩子临床症状明显，重在对症处理，缓解症状。

中医治疗以散风止痒、祛湿利水、祛痰化饮、解痉平喘、通窍、行气活血等为主。小青龙汤、麻杏石甘汤、射干麻黄汤、苍耳子散、消风散等都是常用方剂。

西药主要采用息斯敏（阿司咪唑）、敏迪（特非那定）、开瑞坦（氯雷他定）、仙特明（西替利嗪）、皿治林（咪唑斯汀）、恩理思（地氯雷他定）、顺尔宁（孟鲁司特钠）、激素强的松（泼尼松）等。

> **特别提醒：**
>
> 单纯抗过敏，虽然"立竿见影"，暂时解决过敏症状，但过敏发生的基础并没有改变，停药后容易加重发作。息斯敏等抗过敏药本身也可导致过敏，而且任何一种抗过敏药都存在耐药性，刚开始服药时效果明显，不久就不再有效。激素类药物虽然疗效显著，但长期反复使用会影响孩子的骨骼发育。因此，抗过敏药物应尽量短期使用，症状控制后，逐步停药，并迅速转向体质调理。

疾病缓解期：辨证型、调体质，"中医脱敏"

由于过敏原在自然界中普遍存在、种类繁多，多数患儿是对多种物质过敏，单靠躲避过敏原往往防不胜防。因此，在疾病缓解期，西医采用脱敏疗法进行病因治疗，但是脱敏需使用标准化过敏原检测，并采用皮下注射或舌下含服标准化临床脱敏，疗程3～5年，费用较高，孩子也不容易配合。

中医临床所见，过敏体质的孩子多是"特禀质"。在正常情况下，这种体质的孩子可以维持阴阳相对平衡的易感性，一旦遭遇致敏因素，则会阴阳失衡，反应性增强，发生疾病。这时，根据孩子的禀赋差异辨证用药，可以改善孩子对过敏原的敏感性，使孩子再暴露于相关过敏原时，发作症状明显减轻或不发病。

(1) 中药调节内治法：

对吸人性过敏原敏感的孩子，大多肺卫气虚，治疗以补益肺卫为主，常用党参、太子参、白术、茯苓等。

对食物性过敏原敏感的孩子，大多脾虚湿盛，治疗以健脾化湿为主，常用陈皮、半夏、茯苓、砂仁、藿香、鸡内金等。

过敏性紫癜的患儿，大多血热瘀阻，治疗中要使用川楝子、香附、赤芍等行气活血药。

病程较久的孩子，常合并肾气不足，治疗时健脾补肾，常用黄芪、熟地黄、山药、山茱萸等。

有些孩子还存在营卫失和、肺经伏热，则分别进行调和营卫、清泻肺热等治疗。

(2) 伏九穴位敷贴法：

除了内治法，中医根据天人相应的原理，在季节转换的节点——夏季三伏以及冬季三九，择时外治。即将渗透性强的特定药物贴敷孩子体表的特定穴位，辅以离子导入法，使药物沿"腧穴→经络→脏腑"途径渗透并放大药效。通过冬夏有序的治疗，顺势调整孩子自身的阴阳，调整肺、脾、肾等脏腑功能，调节"神经－内分泌－免疫系统"轴，扶助正气、抗御病邪、抑制机体过敏状态。

生活起居需调适

中医讲究"三分治疗七分养"，过敏体质的孩子要注意日常保健。

1. 生活有规律，睡眠要充足。

2. 在疾病缓解期，坚持适宜的体育锻炼。不做剧烈运动如跑步、踢球等。平时在家中可以洗冷水浴、用干毛巾擦身。天气晴朗暖和的时候，可适当去户外快走，充分热身后也可在洁净的游泳池中游泳。刮大风的时候，在朝阳的房间进行室内锻炼。

3. 饮食清淡，营养合理，摄取足够的维生素和矿物质。如小白菜、番茄、柑橘、柠檬等富含维生素C；卷心菜、花菜等富含维生素E；胡萝卜富含维生素A原（胡萝卜素）。

不吃或少吃油腻食物、甜食或甜饮料、辣椒或胡椒等辛辣刺激食品；尽量避免食用海鱼、海虾、河蟹等含大量异体蛋白的食物；禁食生冷食品。

条件许可的话，可在中医的指导下，根据孩子体质，配合药膳食疗，效果更好。

特别提醒：

中医认为孩子是"稚阴稚阳"之体，免疫系统尚未完全发育成熟，具有良好的可调性。调理改善过敏体质越早、越彻底，就越容易降低过敏原对机体的致敏反应，使疾病发作间隔时间越来越长，症状越来越轻微，减少抗生素或激素的使用，提高孩子的生活质量。

家长平时要与孩子多沟通，使其心情开朗，避免情绪激动，积极配合，坚持治疗。

家长自身也要克服焦虑的心理，切不可症状缓解就停止治疗，导致治疗半途而废。否则，随着孩子年龄增长，免疫系统发育逐渐完善，可塑性越来越差，治愈的机会也越来越小。

宝宝夏季热，
妈妈巧调理
文／金　愉

炎夏酷暑，6个月至3岁的宝宝常会有长期发热的现象，直到秋季天气凉快才会自然痊愈。这种病被称为暑热症，即夏季热。

妈妈对策

起病原因

宝宝得夏季热，主要是因为宝宝的神经系统发育不完善，体温调节功能差，发汗功能也不健全，导致发汗不畅，散热慢，难以适应夏天酷热，造成发热持久不退。

宝宝表现

典型症状为"三多一少"：多发热、多口渴、多尿、少汗。宝宝的体温常在38.5℃左右，较少超过39℃。天气越热，体温越高，服用退热药也难使体温下降。

宝宝还会出现食欲不振、烦躁不安、精神萎靡、嗜睡、形体消瘦等。检查宝宝的血、尿、大便常规等都正常。

下个夏季宝宝还会复发，有的可持续

2～3年，但症状大多比以前轻。

宝宝夏季热对身体组织器官的影响不大，只是功能调节不当引起，并非细菌感染，因此不可使用抗生素。妈妈可采用物理降温和饮食调理来护理宝宝。

物理降温 ·············
● 每天为宝宝洗澡，开始水温可与体温相当，泡一会后稍低于体温，渐渐降到35℃左右。
● 额头上敷冷毛巾，用乙醇棉擦浴，有较好的退热作用。

饮食调理 ·············
● 饮食要清淡、富有营养、易于消化。多吃高蛋白质、富含磷脂的食物，如瘦肉、鱼、蛋黄等，同时要多吃新鲜蔬果。
● 鼓励宝宝多喝温白开水，以利排尿；西瓜汁有利降温，可每天给宝宝喝。
● 夏季热的宝宝胃口较差，饮食应有所改变。

人工喂养的宝宝可适当减少奶量，配方奶可冲淡些；添加辅食的宝宝此时不宜增加新的品种，可在原有品种基础上尽量变换花

TIPS
如果宝宝持续发热超过39.5℃，或至40℃以上的高热，出现有惊叫、嗜睡，甚至惊厥、昏迷时，应及时去医院就诊。

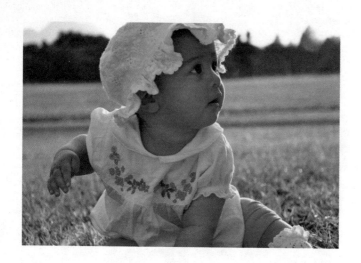

样；与成人同饮食的宝宝，宜单独为之烹饪清淡、可口、酥软的饭菜。

居家护理

● 居室保持通风凉爽，室温保持在 30℃左右。空调房间每天开窗不少于 2 小时。

● 穿着以柔软、宽松、透气的纯棉衣服为宜，切忌衣服过多、过紧。

● 勤换衣服和尿布，让宝宝身体感觉舒适。

● 保持安静、温馨的家庭氛围，妈妈一定要对宝宝和颜悦色，悉心照料。

食疗方

根据宝宝口味做一些清热、解暑、养胃的饮料和粥，可改善宝宝食欲，增强抵抗力。

如可将菊花、绿豆、百合分别泡开或煮后，过滤去渣，做成菊花茶、绿豆汤、百合汤给宝宝饮用。也可自己制作酸梅汤或买有品质保证的市售成品，冲淡给宝宝喝。中药房有售金银花露，可根据宝宝能接受的口味加冷开水（可加少许糖）给宝宝喝。

冬瓜荷叶粥

材料：冬瓜 250 克，新鲜荷叶 2 张，粳米 30 克。

做法：荷叶洗净后，剪碎煎成 500 毫升左右的汤，过滤取汁备用；冬瓜洗净，连皮切小块，加入荷叶汁、粳米，煮成稀粥，加适量白糖。早晚食用。

功效：清热解暑、生津止渴、利尿消肿。

注意：脾胃虚寒（腹泻、肚子痛、大便稀薄或呈清水样、消化不良）、阳气不足（怕冷、四肢冰凉、面色苍白，舌质淡）、阴虚消瘦（盗汗、大便干结、怕热、下午时往往面部发烫）的宝宝不宜食用。

苦瓜粥

材料：苦瓜 100 克，粳米 60 克，冰糖 100 克。

做法：苦瓜洗净切块，锅中放入米、水、苦瓜同煮成粥，粥半熟时加入冰糖。早晚食用。

功效：清热解暑、养阴健胃。

注意：脾胃虚寒、大便溏烂的宝宝不宜选用。

洋参麦冬粥

材料：西洋参 3 克，麦冬 15 克，粳米 100 克。

做法：麦冬煎汁，去渣后放入粳米煮成粥，西洋参加水另炖，将参汤加入粥中，稍煮至沸即可。早晚食用。

功效：养阴清热、除烦健胃。

注意：感冒、大便秘结的宝宝不宜选用。

全家齐动员，预防流行病

供稿/全国心系系列活动专家委员会

夏秋季交替是流行疾病的高发期，再加上近年以来在全球肆虐的甲型 H1N1 流感，在秋季，宝宝及全家的健康保卫工作十分重要哦！

日常预防 6 要点

1. 多打扫

病毒携带者可以通过打喷嚏、咳嗽、触摸、用过的纸巾将病毒传播到物体的表面。定期地清洁和消毒物体表面可以阻断病毒在您家中以及家庭成员之间的传播。最需要注意清洁和消毒的物体表面是人们经常用手接触的地方，如：

● 门把手
● 电灯开关／拉线
● 水龙头开关和马桶冲水按键
● 电话听筒

2. 勤洗手

勤洗手是阻断病菌感染的重要途径，你们一家做到了吗——

● 饭前便后；
● 吃药之前；
● 抱孩子之前；
● 外出回家后，特别是接触过公用物件如扶手、门柄、电梯按钮、公共电话后；
● 接触过血液、泪液、鼻涕、痰液和唾液之后；
● 做完扫除工作之后；
● 接触钱币之后；

● 与患者接触后、接触过传染物品后。

3. 常通风

密闭的房间空气不流通，没有新鲜空气置换，若有感冒者，房间里的病毒数量肯定不少，在这样的环境里，病毒便很容易被吸入体内。时不时打开窗户，让空气流动起来，把病毒驱散，可减少病毒传播的机会。

4. 多喝水

秋天比较干燥，喝足水分不仅有利除燥，还可减少病毒的数量，每天至少应喝 8 大杯水或一定量的果汁。

5. 爱运动

每天 30 ~ 40 分钟的温和的有氧运动，如骑车、快走、爬山、游泳等，能增强人体的免疫力，有助于抵御流感的侵袭。

6. 消毒防护法

● 口、鼻洗漱法：食醋与开水按 1：1 等量混合，口腔及咽喉部含漱，然后用剩余的食醋冲洗鼻腔，每天早、晚各一次，流行期间连用几天。

● 空间消毒法：这种方法适用于家庭住房，将食醋与水按 1：1 等量混合，装入喷雾器，于晚间休息前紧闭门窗后喷雾消毒。

● 住宅熏蒸（煮）法：将门窗紧闭，把醋倒入铁锅或砂锅等容器，以文火煮沸，使醋酸蒸汽充满房间，直至食醋煮干，等容器晾凉后加入清水少许，溶解锅底残留的醋汁，再熏蒸，如此反复 3 遍。

宝宝常见病诊疗室

小儿腹泻实战报告！

文／馨月妈妈
指导专家／上海市儿童医院儿童保健所主任医师　袁丽娟

　　小儿腹泻是常见病，很多妈妈都很头疼。我也一样，馨月肠胃比较弱，每次一拉肚子，我就急得像热锅上的蚂蚁。时间长了，次数多了，渐渐地，我就积累了很多与腹泻战斗的经验，希望能对其他有类似困惑的妈妈有所帮助。

生理性腹泻

　　宝宝出生的时候，肠胃功能发育尚不完善，吃进去的东西不能被完全消化吸收，多余的要排出体外，自然就会引起排便次数增多。几乎每个宝宝都会经历这个阶段。

　　很多新手妈妈都会为宝宝的生理性腹泻担心，我一开始也不例外，看到宝宝似乎一天到晚都在拉肚子，我异常焦虑。但其实这种焦虑是过虑，因为从另一个侧面来说，生理性腹泻的产生说明宝宝吸收了足够多的营养。

　　根据我自己和周围妈妈的经验，纯母乳喂养的宝宝的生理性腹泻持续的时间会比纯配方奶喂养或者混合喂养的宝宝长。母乳喂养的妈妈的饮食一定要拒绝油腻，比如说，喝汤的时候，可以先把浮在最上面的油撇掉。另外，外出回家的时候，不要急着喂奶，先把前端的母乳（俗称"热奶"）挤掉。如果有的妈妈乳汁分泌不足，怕挤掉了宝宝不够吃，就多揉揉，揉匀实了再给孩子吃。我就有过这样的体验，有一两次，一回家就着急忙慌地喂奶，馨月就腹泻了。这是家里的老人教的，不清楚为什么，但真的有道理。

　　生理性腹泻不可避免，妈妈要最大程度地减少宝宝的不适感，最重要的是要保护宝宝幼嫩的小屁屁，我会使用湿纸巾，擦得干净，又不会擦红、擦伤。

细菌性腹泻

宝宝如果是细菌性腹泻，拉的粪便黏液会比较多。

馨月细菌性腹泻，医生开的庆大霉素，效果挺好。不过医生也告诉我，发现早的话，不用吃药，在家吃点思密达（蒙脱石散），可以吸附细菌保护肠黏膜。

> **袁医生说：**
> 庆大霉素对小儿听力有影响，现已不用。

我还找到了一个小偏方——苹果水，苹果连皮带核切丁，煮水给宝宝喝，苹果水是碱性的，含有果胶和鞣酸，有吸附、收敛、止泻的作用，果胶可以吸附细菌，止泻效果很好的，不过千万不要加糖，不然不但没帮助，反而会加重病情。

细菌性腹泻如果伴随消化道出血，症状就是粪便里有血丝，必须要上医院。

病毒性腹泻

宝宝病毒性腹泻的常见原因是轮状病毒感染，秋天的时候最为流行。最典型的症状是蛋花汤样的大便，水便分离。病毒性腹泻没有什么特效药，发现早的话，在家护理就可以。

关于病毒性腹泻，我家有非常惨痛的教训。有一次，馨月又腹泻了，婆婆赶紧带着馨月上社区医院，结果医生开了止泻药。馨月吃了止泻药，半小时后开始呕吐，吃什么吐什么，喝水都吐，晚上 10 点，孩子突然高热，赶紧去看急诊。急诊的医生处理完之后，说馨月的症状是典型的轮状病毒感染，不能吃止泻药，因为止泻药是抑制剂，抑制肠道蠕动，更消化不了，一止就容易出现呕吐和高热，这可是我家的教训！如果早点发现，在家吃点妈咪爱（枯草杆菌二联活菌颗粒）和思密达（蒙脱石散），注意补水就可以了。

病毒性腹泻主要两大难题：脱水和高热。所以在家护理的重点就是防脱水和降温。

防脱水

一旦宝宝出现病毒性腹泻症状，就可以减少蛋白质类食物（如乳制品）的进食量，用淀粉类食物（如米汤，焦米汤的效果更好）代替。一定要注意给宝宝补水，我在家做过淡盐水，1000 毫升水加 3.5 克左右的食盐即可，也可以去药店买生理补盐液。

> **袁医生说：**
> 妈妈对于孩子是否脱水的观察很到位。

要随时关注宝宝是否脱水，主要是看哭的时候是不是有眼泪、是不是有尿，如果持续两个小时不尿，很可能脱水了。还有，眼眶凹陷、囟门凹陷都是脱水的典型症状，出现以上症状，建议给宝宝喝点水赶紧去医院。

高热降温

38.5℃以下，可以物理降温，冬天的话用湿毛巾给孩子轻轻擦拭额头、四肢、屁股，十来分钟擦一次，夏天可以直接给宝宝洗温水澡。如果宝宝发热到38.5℃以上了，还是建议上医院。

消化不良腹泻（包括受凉腹泻）

宝宝因为消化不良而腹泻的话，大便会稍微呈绿色，有时候会有泡沫，还会有酸酸的气味，因为宝宝油腻的东西吃的比较少，通常都是淀粉类食物不能完全消化引致腹泻。有时宝宝的大便也会非常臭，可能是冲奶的时候水加少了。

宝宝吃了凉的东西或者是睡觉没盖好被子也容易腹泻，大便次数增多，每次拉的不算很稀也不算很多，这就是受凉腹泻。主要还是因为消化不良，受凉了，肠道供血不足，肠动力不够，自然消化不良，继而腹泻。

对于因为消化不良导致的腹泻，应该要帮助宝宝增加肠动力，我一般是这么做的：

加强宝宝腹部的保暖工作或者帮宝宝按摩，促进肠道供血，让宝宝的机体自然恢复肠动力，慢慢就好了。宝宝睡觉的时候，额外穿个小肚兜，即使掀被子也不怕冻着肚子。按摩也很简单，以宝宝肚脐为中心，逆时针轻轻揉肚子，按摩之前妈妈要注意先把自己的手搓热哦！如果宝宝有便血，即使是少量的，还有规律的阵发性腹痛的话，最好不要给孩子按摩，否则引发肠套叠就会很麻烦。

> **袁医生说：**
> 这个时候，顺时针按摩应该更有针对性的效果。

适量喂宝宝吃点妈咪爱。妈咪爱可以补充肠道正常菌群，帮助宝宝恢复消化功能。还可以吃点思密达，保护肠黏膜。这两种药没有副作用，在换季或者肠胃问题高发季节，我会隔上两周给馨月喝一次妈咪爱预防。

宝宝腹泻的时候，妈妈要适当减少喂养量，减轻肠道压力，也有助于病情缓解的。别担心营养不良，等腹泻好了再补就行了。

宝宝腹泻，不要怕

文／贾　垣
指导专家／上海市东方医院特诊部主治医生　王佳怡

　　宝宝腹泻是折磨困扰妈妈的大问题，有时历时长久，有时反反复复，闹得宝宝与妈妈都苦不堪言。可当问题再次出现，妈妈还是一样不知所措。

　　对于正处于快速生长发育期的宝宝来说，长期反复腹泻可导致宝宝的消化吸收障碍、营养差和免疫功能低下，从而引起宝宝体弱多病及生长发育迟缓。

遭遇腹泻应及时就医

　　宝宝腹泻后，要及时带宝宝就医，千万不要擅自给宝宝使用止泻或消炎药物，因为腹泻的原因有很多种，包括喂养不当、护理不当和感染等，在没有明确病因的情况下，切不可乱用药物，避免掩盖病因导致恶化。

　　贴心提示：应遵循"少量多次"原则给宝宝口服补液。另外，一定要有耐心，隔几分钟喂一次，每次用匙喂10～20毫升。这样积少成多，大概4～6小时就能缓解宝宝脱水的痛苦。

　　在病情初期，家长可以带上宝宝的新鲜大便去化验。同时，如果宝宝对口服补液不耐受，或腹泻程度加重，就应该立即带宝宝去医院看儿科医生，用静脉输液的方法补液。

家庭护理

　　及时就医，治疗疾病的重要性自不必说，而做好家庭护理对于疾病康复阶段的重要性也绝对不能忽视。

饮食要合理

　　如果病情不严重最好不要禁食，因为腹泻宝宝体内的营养物质大量丢失，如果再处于饥饿状态，得不到足够的营养，则更会影响宝宝的抵抗力和生长发育。

　　母乳喂养的宝宝如有腹泻，妈妈的饮食要清淡，同时减少每次哺乳的时间；人工喂养的宝宝发生腹泻时，可以喂给宝宝米汤或者稀释的配方奶；已添加辅食的宝宝，则不宜添加新的食物品种，原先的食物要尽可能做得清淡、松软、易于消化，以减轻胃肠道的负担，如米粥、烂糊面等半流质食物。此外，在制作辅食的时候还要注意食材一定要新鲜、清洁，并且尽量切细、切碎。

讲究卫生细节

　　腹泻宝宝胃肠道极为敏感，所以更要注意卫生细节。宝宝的食具每天煮沸消毒；排出的大便及时清理，用过的便具、尿布以及大便污染过的衣物、床单都要及时洗涤并消毒处理。此外，家人在接触宝宝之前，一定要先洗手。

　　贴心提示：宝宝腹泻，妈妈要积极做好防御措施，比如坚持母乳喂养，以增强宝宝抵抗力；养成良好的卫生习惯，防止宝宝病从口入；不带宝宝去人多拥挤的公共场所等。

注意腹部保暖

腹泻可使宝宝的肠蠕动加快，为避免再受其他因素的影响加快肠蠕动而加重腹泻，妈妈要尽可能做好保暖措施，尤其是宝宝的腹部。妈妈可以用暖水袋热敷，或者用手轻揉宝宝腹部（妈妈的手一定要暖和），这样不仅可以给宝宝保暖，还可以减轻宝宝腹部的不适。室内温度不可过低，睡觉时可用毛巾被等物保护好腹部以免受凉。

防止发生红屁股和尿路感染

由于大便次数增多，肛门周围皮肤和黏膜都受到不同程度的损伤，因此，宝宝腹泻期间，妈妈要加倍细心呵护宝宝的小屁股，防止发生上行性尿路感染和红屁股。

在宝宝每次大便后，妈妈应用柔软的纸巾给宝宝擦拭，或用细软的纱布蘸水清洗。

女宝宝由于生理解剖的特殊性，很容易发生上行性尿路感染，所以妈妈在擦拭或擦洗时要注意从上往下（尿道口往肛门）。洗完屁股后再涂些鞣酸软膏，并及时更换潮湿的尿布，以防止发生红屁股。

> **TIPS：脱水程度细细分辨**
>
> 轻度脱水表现为宝宝稍感口渴，啼哭时有泪水，尿量不减少。中度脱水表现为宝宝口渴想喝水（可能表现为哭闹），哭时眼泪少，尿量也减少。重度脱水表现为宝宝精神极度萎靡，面色发灰，嗜睡，口渴非常严重，啼哭时没有眼泪，尿量明显减少甚至无尿，眼眶、前囟门明显凹陷，口舌非常干燥，捏起腹壁皮肤后回缩很慢。重度脱水情况非常严重，必须立即就医。

宝宝腹泻4误区

文／贾 垣　指导专家／上海市东方医院特诊部主治医师　王佳怡

误区 1 排便次数增多就是腹泻

每个宝宝因为排便习惯不同，所以，每天的排便次数也会不同。临床上，出生6个月内的宝宝，每天排便6～7次；6～12个月的宝宝，每天排便2～3次，都属于正常现象。另外，宝宝会因为遗传、个性、体质和进食内容不同等因素，有不同的排便情况，但只要每天能维持固定的排便习惯，且没有特别异常的现象，就不必过于担心。但是如果宝宝排便次数或粪便中的含水量突然增加，甚至有血丝，那么就很有可能真的是腹泻了。

对策 注意宝宝的排便习惯及节律，以及排便性状，如有异常还需及时就医。

误区 2 宝宝腹泻需要禁食

很多妈妈在宝宝腹泻时，往往会对其采取禁食的策略，以使宝宝的肠道能彻底排空，让胃肠得到休息，认为这样腹泻就能好转。事实上在腹泻时，宝宝通过胃肠道会丢失水分和营养素，如果再不给宝宝进食，他的身体就处于饥饿状态，肠蠕动会增加，肠道分泌的消化液也增加，胃肠道不仅没有得到"休息"反而"劳动"更多，进而加重腹泻。而且禁食也容易导致宝宝由于腹泻而丢失的体液和电解质得不到补充，从而发生脱水、电解质紊乱等。

对策 腹泻宝宝应继续饮食，保证营养，以补充疾病消耗，满足身体需要，有助于腹泻的康复。乳制品是最适合宝宝消化和保证营养需要的食品。

1. 母乳喂养的腹泻宝宝应继续喂母乳，没有母乳者可以用乳制品代替，尽量保证宝宝的营养需要。

2. 对乳糖不容易消化的宝宝可以用豆奶代替。腹泻严重时，可以把配方奶适当稀释或减少，或暂时停喂一次，但不应完全禁止喂奶。

3. 如腹泻宝宝已添加辅食，可将辅食一部分或全部停喂，然后视病情慢慢添加，直至恢复正常饮食。

误区 3 宝宝腹泻吃止泻药就好

腹泻是人体的保护性反应，通过腹泻能排出肠道内有毒的、难以消化吸收的东西，排出使人感染的病原菌和寄生虫等，对人体是一个有利的生理反应。可是有些新手爸妈看到宝宝腹泻不止时，会急着要求医生赶快用药，把腹泻止住或者自作主张购买止泻药给宝宝吃，结果不但腹泻没有止住，还可能加重病情，残留在肠道内的病原菌和毒素不能通过粪便排出，只能由肠道吸收，宝宝的病情反而加重，甚至会导致死亡，后果不堪设想。

对策 不能随意给腹泻宝宝使用止泻剂。遇到宝宝呕吐、腹泻，治疗的方法不是急着去止吐、止泻，而是应该补充因呕吐、腹泻引起的机体脱水和营养不足，并针对病因进行治疗。

误区 4 宝宝腹泻是肠道发炎了，要服用消炎药

有的妈妈一见宝宝腹泻，马上就给喂抗生素消炎。其实，可以引起宝宝腹泻的原因有很多种，可能是感染了细菌，也可能是感染了病毒或真菌等，还可能是因为受凉等其他非感染性因素所导致。抗生素除了对细菌性腹泻有效，对其他原因引起的腹泻都没有效果。滥用抗生素还会使宝宝肠道菌群失调，出现肠功能紊乱，此外某些抗生素还存在损伤宝宝听神经或影响宝宝骨骼生长发育等副作用。

对策 一般来说，比较轻的腹泻和非感染性腹泻尽量不要用抗生素。必要时可给宝宝服用一些改善肠道微生态的药物，使肠道内有益菌群正常生长，这些菌群对外来致病菌有抑制作用，可提高肠道的抗病能力。如果宝宝腹泻较严重还应及时就医，到医院进行一些必要的检查，查明宝宝的腹泻原因，进行对症治疗。

药剂师告诉你：
宝宝腹泻，如何用药

文／江苏省无锡市人民医院主任药师　陆基宗

夏天室内外温差大，宝宝腹部容易受凉，如果再加上饮食不当，稍不注意宝宝就可能与腹泻相遇。现在让药剂师和大家详细讲讲宝宝腹泻的用药问题。

一、宝宝腹泻要慎用抗生素

引起宝宝腹泻的原因有很多，可分为感染性和非感染性。感染性腹泻除细菌感染外，还有病毒感染、毒素（如真菌）感染等。非感染性腹泻也有多种原因：如食量过多、气候变化而受凉、喂养不当、消化不良、食物过敏等。爸爸妈妈要注意，这么多种腹泻中只有细菌感染性腹泻才需要应用抗生素。

同时，医疗实践证实，感染性腹泻中70％左右的水样稀便，大多是由病毒（主要是轮状病毒）引起的，不必用抗生素，因为真正有效的抗病毒药很少。

如果是宝宝饮食不当或受凉、过敏等引起消化不良、胃肠道功能紊乱而造成的腹泻，表现为拉"鸡蛋汤样便"，更不要使用抗生素。

从大便的性质来初步判断腹泻的原因

宝宝的症状、大便的外观和形状	提示腹泻的原因	是否考虑需要用抗生素
大便有腐臭味	蛋白质消化不良	否
大便多泡沫	糖消化不良	否
大便外观油腻	脂肪消化不良	否
血便，而粪质极少，伴阵发性腹痛	大多为肠套叠	否
秋冬季，先吐后泻，伴有上呼吸道感染的蛋花汤样大便，每天可达10～20次	多为轮状病毒肠炎	否
粪便中含有黏液、血丝，每天可达10～20次	可能为细菌性痢疾	是

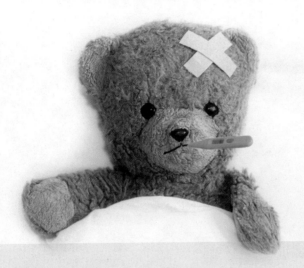

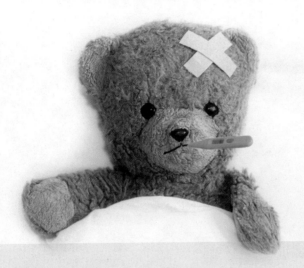

二、腹泻用药细细谈

从整体上讲，宝宝腹泻的治疗药物，应从以下几方面考虑。

首要原则：预防脱水、足量补液。频繁腹泻（特别是水泻）会使宝宝的身体脱水、虚弱，故腹泻一开始就要给宝宝口服补液盐（简称为ORS），此剂由世界卫生组织推荐，含氯化钾、氯化钠、小苏打（碳酸氢钠）和葡萄糖，不但能补充能量，还补充电解质，以纠正酸中毒；适用于任何病因的腹泻，特别是中、重度脱水的宝宝。

温馨提示：

口服补液盐可在家中自行配制和服用。妈妈可在药店购买ORS（呈粉状），每次用量为ORS 1包，加温水500毫升冲兑，让宝宝分次服用，中间可再喝一定量的白开水，以防高钠血症的发生。千万不可用开水冲服，以免引起酶变和化学变化，否则影响补液效果，甚至可能会加重病情。

蒙脱石散：蒙脱石散是宝宝腹泻的基础药物，各种腹泻均能使用。作用机制为物理止泻，它能够从腹泻的根源入手，不但保护受伤的肠黏膜，而且能吸附并排泄掉引起腹泻的各种细菌、病毒和毒素等"致病原"，从而快速止泻，并有效修复受损的肠胃黏膜。口服后2小时在肠道开始工作，并能维持6小时以上。

肠道益生菌：是由人体中正常的微生物群的成员制成的、活的微生物制剂，具有补充有益菌群、调节"生态平衡"，从而治愈腹泻，防治多种疾病。不过需要提醒爸爸妈妈的是，对于急性腹泻，肠道益生菌不是常规用药，慢性、迁延性腹泻伴菌群失调的宝宝宜使用。

秋天到，
应对宝宝腹泻有妙招

文／贺军成

炎热退去本来是件令人高兴的事，不过，每到此时，一不留神宝宝便拉起了肚子，让许多年轻的爸爸妈妈不知所措。

导致宝宝腹泻的 2 个"元凶"

1 非感染性因素

喂养不当，比如宝宝进食过多或过少、食物成分改变、加糖过多或者添加辅食过快等；天气变化导致宝宝受凉，使肠道功能紊乱，或天气炎热时宝宝胃酸和消化酶分泌减少，消化不良引起腹泻。

2 感染性因素

感染了轮状病毒——一种引起小儿腹泻的常见病毒，奶具或食物不干净，致使病毒进入宝宝体内；长期服用广谱抗生素，致使肠道菌群失调；宝宝患急性上呼吸道感染、肺炎、中耳炎、泌尿系统感染、咽炎等病时，由于发热及病原体毒素的影响，也可造成宝宝腹泻。

家庭应急止泻的 3 个"法宝"

1 苹果泥

苹果泥中含有丰富的果胶和鞣酸，具有吸附、收敛和止泻的作用，且口味与口感俱佳，是宝宝腹泻的最佳食品。

家庭DIY：将苹果用开水洗净，放入沸水中煮5～8分钟，去皮，用勺刮成泥，每天4次，每次约50克。1岁以下婴儿每次30克，日服3～4次。

2 焦米汤

焦米汤有益于消化，它的碳化结构还具有良好的吸附止泻作用，是宝宝腹泻的首选食品。

家庭DIY：先把一小碗大米用锅温火炒焦（使香味溢出），再加入3小碗水，煮30分钟左右，还可适当加少许糖和盐来调味，待凉后直接饮用。

3 胡萝卜汤

胡萝卜是碱性食物，其所含的果胶能使大便成形，吸附肠道致病细菌和毒素，是良好的止泻抑菌食物。

家庭 DIY：将 200 克胡萝卜洗净，切成小块，加水约 600 毫升煮熟捣烂，再用纱布过滤去渣，然后按 1∶2 的比例加水成汤，最后加糖稍许煮沸即可。患儿每天服用 2～3 次，每次 100～150 毫升，会有不错的止泻效果。

护理腹泻宝宝的 3 大要点

1 补水

为防止宝宝出现脱水现象，可以给腹泻宝宝饮用葡萄糖盐水——1 升水里加葡萄糖 3 汤匙（约 50 克）、盐半茶匙（约 2 克）。如一时找不到葡萄糖，也可以用普通白糖代替。

2 保暖

秋天渐渐转凉，患病宝宝由于受到病毒的侵犯，其肠蠕动原本就已增快，倘若此时腹部再受凉则肠蠕动会更快，必将加重腹泻。爸爸妈妈可适当地用热水袋对宝宝腹部进行热敷，也可以帮宝宝轻揉肚子，以缓解其疼痛。

3 护臀

腹泻宝宝由于大便次数增多，其肛门周围的皮肤及黏膜会有不同程度的损伤，所以宝宝便后最好用细软的纱布蘸水轻轻擦洗臀部，然后再涂一些油脂类的药膏。此外还要及时更换尿布，避免皮肤与粪便尿液浸渍的尿布摩擦而发生破溃现象。患病宝宝用过的东西要及时洗涤并进行消毒处理，以免发生交叉感染。

避免宝宝腹泻的 5 大屏障

1 禁食高脂食物

受夏日高温的影响，宝宝的食欲往往往下降。而进入秋天后，宝宝的胃肠还没"蠢蠢欲动"，妈妈就忙着给宝宝顿顿"贴秋膘"了。殊不知，秋季宝宝的薄弱胃肠是需要逐渐恢复的，根本"消受"不起这些油腻食品。因此对于猪肉、带皮的鸡肉以及鸡汤等高油脂的食物，应该禁止给宝宝食用。这些东西容易"滑肠"，从而增加胃肠道负担，引起或加重宝宝的腹泻。

TIPS："贴秋膘"要选择瘦肉、去皮的鸡肉、蛋类和豆腐等不油腻且富含蛋白质的食物。两天左右吃一次就好。

2 食用新鲜海鲜

入秋以后，各种海鲜纷纷上市，不少妈妈都乘机为宝宝准备了丰富的鱼、虾、蟹。虽然海鲜的油脂含量很低，吃起来不油腻，但是一定要确保新鲜、卫生，现买现吃，以免因为储存不当，使有害菌侵入体内，引起宝宝腹泻。还须特别提醒的是，再新鲜的海鲜也不能让宝宝生吃，像生鱼片之类的生冷海鲜一定要禁止宝宝食用。

TIPS：别把海鲜和水果混吃，也不要吃完海鲜后马上吃水果，尤其是葡萄、石榴、山楂、柿子等，否则会刺激肠胃，引起腹泻。

3 添加养胃食品

避免腹泻并不能一味地让宝宝减营养、少饮食，有些营养是必须补充的。小米、糯米、山药、银耳、枸杞子、胡萝卜等都是保护宝宝胃肠道的最佳食品。尤其是在小米粥里加点枸杞子，隔天喝一次能预防宝宝腹泻，简单易行。

除了营养之外，饮食热量也不容忽视。最好是补充米饭等五谷杂粮，比如各种米粥、去皮的白吐司等，既有营养又易于消化。

TIPS：叶菜类、笋类以及瓜类等蔬菜，其中所含的植物纤维具有促进肠蠕动的作用，宝宝腹泻时最好不要吃。平时给宝宝吃蔬菜时也应尽可能选择较细嫩、纤维较少的蔬菜，而且一次食用量不宜过多。

4 调整含奶饮品

在秋季，宝宝最好不要饮用牛奶。如果宝宝已经养成喝奶的习惯，最好适当降低牛奶的浓度和饮用量，以避免牛奶在肠道内导致胀气。与牛奶相比，奶粉对宝宝的胃肠更适宜，但要用温水冲淡后再喝，一次不要喝得过多。另外，秋天最好为宝宝选择脱脂奶粉，这样既能补充优质蛋白质，又能防止脂肪摄入过多而产生滑肠，有利于肠道的消化吸收。

TIPS：最好不要随意更换配方奶的品牌，以防止宝宝不适应。换奶粉时要注意宝宝是否有胃肠不适的反应，若有就要立刻停止更换奶粉。

5 加强液体补充

秋日里，要记得给宝宝多补充一些水分。一是入秋后天气干燥宝宝容易上火、感冒，二是补充水分是避免和缓解宝宝腹泻很必要的方法。妈妈还可以在 50 毫升的水或米汤中，加入两勺白糖和半啤酒瓶盖的食盐，做成口服补液，鼓励宝宝多饮用。

TIPS：对于胃肠道功能较弱的宝宝来说，除了补充营养和液体之外，还可以在医生指导下，喝些含益生菌的饮品，增加胃肠道有益菌群，增强抵御功能。

惊厥来袭 别恐慌

文／薛 骁
指导专家／上海市儿童医院儿童保健所主任医师 袁丽娟

惊厥是婴幼儿期宝宝较易罹患的疾病之一。通常由于多种原因使脑神经功能紊乱所致。惊厥的发病率很高，统计显示5%～6%的宝宝曾有过一次或多次惊厥。惊厥频繁发作或持续状态，可危及生命或使宝宝遗留严重的后遗症，影响智力发育和健康。

惊厥原因细梳理

热性

● 高热惊厥（高热抽风）：6个月至3岁的宝宝高发。往往有遗传因素，如近亲中有儿时曾经历高热惊厥的，或有癫痫史的。任何急性感染都可以引起高热惊厥，尤其是急性上呼吸道感染时多见，多发生在高热后12小时内。

● 中枢神经系统的感染：最常见的是各种脑膜炎，如化脓性脑膜炎、流行性脑膜炎、流行性乙型脑炎、结核性脑膜炎以及严重肺炎、败血症、中毒性痢疾等引起的中毒性脑炎。

无热性

● 常见原因有新生儿颅内出血、颅脑损伤、窒息、代谢异常（如低血钙、低血镁、低血糖等）、先天性脑发育不全、小头畸形、脑积水等。

● 中毒：常见的有农药中毒、毒鼠药中毒、果仁（桃仁、李仁、杏仁）中毒等。

常规紧急处理要知晓

● 家长应保持镇静，切忌慌乱。

● 让宝宝平卧在床上，解开身上的衣物和裤子，让宝宝的头偏向一侧，防止呕吐物进入气管引起窒息。

● 为防止咬伤舌头，可将拧成麻花状的手绢或毛巾垫在宝宝的牙齿之间。

● 口腔内如有分泌物、食物，要及时清除干净。

● 在送医途中，不要将宝宝的头蒙住，注意保持宝宝的体位，以免影响呼吸。

● 可以用手指按压宝宝的人中、合谷等穴位。

特别注意事项

1. 在处理宝宝惊厥的过程中，家长不要拼命摇动宝宝，应让其保持安静，避免一切不必要的刺激。

2. 宝宝肢体强直性抽搐时不要用力去拉，以免发生骨折。

特殊情况应特别注意

● 惊厥持续状态：如果惊厥持续30分钟以上，或两次发作间期意识不能完全恢复者，为惊厥的危重型，叫惊厥持续状态。若惊厥时间过长，可引起高热、缺氧性脑损害、脑水肿甚至脑疝。惊厥频繁发作或持续状态，可危及生命或使宝宝遗留严重的后遗症，影响智力发育和健康。

处理方案

以上情况非常危险，应立即送医治疗，送医前要同时做好常规紧急处理。

● 新生儿惊厥：无定型、多变的各种各样的异常动作，如呼吸暂停、不规则，两眼凝视，阵发性苍白或紫绀。

处理方案

新生儿惊厥表现不典型，难以辨认，常易发生误诊，婴儿病死率高，发生后遗症较多，所以家长要及时判断，一旦发现要及时就医。

● 单纯性高热惊厥：在6个月至4岁宝宝多见。一般在发热早期出现，持续时间短暂，在一次发热疾病中很少连续发作多次，常在发热12小时内发生，发作后意识恢复快，无神经系统阳性体征，因此不容易被发现。

● 复杂性高热惊厥：发病年龄不定，常在6个月以前或6岁以后发生。起初为高热惊厥，发作数次后低热甚至无热时也发生惊厥，有时反复发作多次，一次惊厥时间较长，超过15分钟。转变为癫痫的可能性为15%～30%。

处理方案

进行惊厥常规紧急处理。同时，给予降温处理，如给服退热镇静药、冷毛巾敷前额、头枕冰袋或用30%～50%的温乙醇擦浴等。

小知识：癫痫可能的前兆

● 惊厥发作频繁，一年数次，惊厥的出现不限于某一特定体温，有可能在发热的任何时间，有时低热，肛温低于38℃也引起惊厥。发作类型为不对称或局限性。

● 惊厥发作持续时间超过10分钟。

● 初发年龄在10月龄以下，或6岁以上仍有发作。

● 脑电图在热退后一周仍有异常电波。

● 有癫痫家族史，但无高热惊厥家庭史。

预防要点应遵守

惊厥对宝宝的健康有着一定的影响，而积极的预防是保护宝宝健康的有效措施。

多活动，多锻炼

增强宝宝的身体素质和适应环境的能力，提高免疫力，以减少发生感染性疾病的概率。平时室内要经常开窗，以促进空气的流通。此外，还要让宝宝多参加户外活动和锻炼。

预防感冒

天气变化时，适时添减衣服，避免受凉；尽量不要带宝宝到公共场所或人群密集的地方，如超市、车站、电影院等，以免被传染感冒；如家中大人感冒，需尽可能不与宝宝接触；每天不定时开窗通风，保持家中空气流通。

加强营养

宝宝的饮食应做到营养全面、均衡，提供富含各种维生素和矿物质的食物，避免让宝宝过于饥饿，由低血糖引起惊厥。

谨慎用药

给宝宝用药时要谨慎，避免宝宝因药物过量或中毒而引起惊厥。

加强看护

防止宝宝跌撞头部引起脑外伤，更不能随意打宝宝头部。

积极应对

发生过高热惊厥的宝宝，感冒后，应密切观察其体温变化，一旦体温达38℃以上，应积极退热。

中西医会诊：
关于过敏的那些事

策划／《为了孩子》编辑部

执行／高明艳　王　俊　邵　荔　胡亚琼

指导专家／上海市儿童医院呼吸科主任医师　陆　敏

　　　　　　上海市中医医院儿科主任医师　夏以琳

　　　　　　复旦大学附属儿科医院教授，中国中西医结合学会儿科分会顾问　时毓民

　　我国目前各种过敏性疾病的发病率在逐渐上升，据调查，学龄前儿童的过敏症发病率高达 30%。

　　各国医学界对过敏的研究充满了争论，但有一件事已基本达成共识，就是儿童期是过敏性疾病治疗的关键期，这是免疫系统成形的时期，你采取的措施是否得当，会直接影响到孩子成年后身体发展的方向：是继续延续过敏症，还是改造成耐受性。所以从一开始，你就要对过敏有充分的了解。

中西医专家从专业角度来聊聊

1 过敏究竟是怎么一回事？

西医：过敏的学名是"变态反应"，即身体对一种或多种致敏物质的不正常反应，这些物质对大多数人是无害的。由于患过敏性疾病患者体内产生了过多的免疫球蛋白 E(IgE) 抗体（过敏抗体），它可以和环境中的过敏原起反应，刺激机体产生、释放某些过量的化学物质，继而产生各种症状，所以过敏又是指由免疫机制诱导的高敏反应。

中医：过敏可解释为"三虚症"，主要是肺、脾、肾三脏腑功能失调引起的。

2 有关过敏，一个最具争论性的问题：洁净和脏，哪个更能减少过敏？

支持"洁净"：美国得州大学西南医学中心副教授，美国过敏、哮喘和免疫学会会员丽贝卡·格鲁查拉说："打扫房间可以减少过

81

敏原。"由于孩子需要接触过敏原才能过敏，所以过敏原越少，应该意味着过敏就越少。

支持"脏"：汪达菲帕·坦纳卡既是一个新妈妈，也是波士顿儿童医院的一名儿科过敏症专科医师。她在2004年发表了一项研究表明，接触了大量尘埃中的细菌的婴儿，更不容易患婴儿期常见的过敏性疾病：湿疹。研究同样显示，在农场长大或来自大家庭的孩子通常患过敏和哮喘的概率都低。

不能太脏，也不能太洁净：时毓民教授认为，过于脏会增加宝宝过敏性疾病。有调查表明许多过敏性疾病是由于室内空气污染造成的污染程度高出室外5～10倍，造成室内空气污染的因素主要有灰尘、厨房油烟、家用电器和室内装修四个方面。很多宝宝的过敏体质都是后天形成的，由于室内不洁净，灰尘多，含有大量的螨虫，这是宝宝哮喘及过敏性鼻炎最主要的过敏原。调查表明，室内灰尘少，经常通风，可以大大减少宝宝过敏疾病。

然而过于洁净也会增加宝宝过敏，这是因为人体有两套免疫系统：细胞免疫和体液免疫。体液免疫系统是先天性的，与免疫性疾病有关，而细胞免疫系统主要靠出生后接触外界细菌后慢慢形成。假如宝宝居住的环境一尘不染，使他本该在正常生长发育过程中接触到的细菌等微生物、灰尘等过敏原却没有接触到，对免疫系统未能形成有效的刺激，以后再接触到这类物质就会过敏。

人体血液IgE型抗体主要有导致过敏和抗寄生虫两种功能，两者实现平衡对人体来说是一种最佳的免疫状态，而如果过于干净，就会使抗寄生虫的功能减少，相应地，过敏功能就更加突出地表现了出来。当然，这并不是让宝宝不要讲卫生，而是不必刻意地去追求过度的干净。比如没必要每天都用消毒液给家里的地板和家具消毒，因为对免疫系统而言，环境中适当有些微生物，对宝宝是安全和必要的。

过敏宝宝家庭自测法

如果发现宝宝具有下列几种情形中的一种或多种，就要警惕宝宝是否得了过敏症，应尽快带宝宝去医院确诊。

☐ 有过敏性疾病的家族史。

☐ 是否得过异位性皮肤炎，如果儿时得过，长大后患其他过敏疾病的概率大增。

☐ 每次感冒皆伴随喘息。

☐ 慢性咳嗽，尤其半夜、清晨时症状特别明显。

☐ 清晨起床后常会连续打喷嚏，觉得喉咙有痰。

☐ 时常觉得鼻子痒、鼻塞、眼睛痒，特别在整理衣物时。

☐ 运动后或吃了冰冷食物会剧烈咳嗽。

☐ 固定的皮肤痒疹，冬天或夏天流汗时特别痒。

3 岁前高发的过敏性疾病及诊断和治疗

3 岁前最常见的过敏性疾病有两种情况

1）食物过敏——胃肠症状（6 个月内高发）

婴幼儿的食物过敏反应发病率最高。当宝宝对某种食物过敏时，其身体就会把这种食物当作入侵者，同时产生一种叫免疫球蛋白 E（IgE）的抗体。当宝宝再次吃到这种食物时，抗体就会通知身体的免疫系统释放一种叫做组织胺的物质来抵抗"外来入侵者"。快速发作的会在几分钟到 2 小时之内出现荨麻疹、皮肤肿胀、湿疹瘙痒或呼吸问题。有时候症状会反映在消化道，宝宝可能会呕吐或腹泻。也有的属于迟发型过敏反应，需要几小时或 1 天，乃至 2～3 周后才会发生症状。

会引发过敏的食物有很多，但婴儿期最常见的食物过敏是对配方奶粉中的牛奶蛋白过敏。

2）皮肤过敏——湿疹等（1～3 岁高发）

皮肤过敏，又称为敏感性皮肤，容易因饮食、情绪或所用的护肤用品引起。症状：两颊皮肤干燥、发红和脱皮，再延伸到脸部、颈部、手腕、手、腹部和四肢。瘙痒导致宝宝焦躁不安，难以入睡。大部分新生儿在出生后 2～3 个月开始发病，通常在 3～5 岁时缓解。

Tips

如果你是个超仔细、超焦虑的妈妈，当你的宝宝出现过敏症状时，请不要过度紧张。当你怀疑宝宝对什么过敏时可以带宝宝去医院请医生帮忙诊断。如果宝宝的过敏反应不是特别严重，但你特别担心，如宝宝不受控制地不停哭闹，并且看起来十分痛苦或者频繁呕吐及腹泻，最好立即去医院。

重要提示：必须立即送医的严重情况——宝宝有呼吸困难、晕厥、倦怠、咽喉肿、意识丧失等，你必须马上把宝宝送去医院，并让他保持清醒。

诊断与治疗

1 观察宝宝是不是过敏

哪些是过敏的症状呢？

过敏的明显症状包括皮肤上表现为皮肤瘙痒，荨麻疹，湿疹，嘴唇、舌、上颚、面部水肿；消化系统方面表现为恶心、呕吐、腹泻、肠绞痛等；呼吸系统表现为流涕、鼻塞、咳嗽、喘息，甚至过敏性休克。

当你察觉宝宝有这样的症状时，怎么做？

除了对照以上过敏反应观察宝宝是不是过敏，你还可以做下面几件事，帮助你了解宝宝是否过敏，在带宝宝去医院检查时供医生参考。

（1）做好日常记录。记录宝宝每天饮食情况、排便情况、精神状态、睡眠状况等，比如哪天添加了什么新的食物，吃了以后有什么反应等，当然也包括体温升高等身体状况有异常时的情况。

（2）注意易过敏食物。而对于牛奶、鸡蛋和大豆这些小宝宝容易过敏的食物，要注意添加时间和宝宝的反应。

（3）如果宝宝的父母有过敏性疾病史的，要留心观察宝宝是否也有类似过敏。

2 找出过敏原

医生是如何找出过敏原的？

目前，医生会对可能过敏的宝宝进行过敏原测试。过敏原测试分为体内测试和体外测试两种。体内测试如皮肤点刺；体外测试如血液检查。

皮肤点刺，是把各种各样的过敏原点刺在皮肤上，看是否过敏。如患者对该过敏原过敏，则会在15分钟内在点刺部位出现类似蚊虫叮咬的红肿块，感觉痒，或者颜色上有改变等。这就能基本较确定过敏性疾病的存在。其检测项目包括屋尘螨、粉尘螨、豚草、花粉等。

血液检查，能够较全面地了解宝宝过敏的情况，包括呼吸道吸入的、食物过敏原等，可以明确是否过敏以及过敏程度如何等情况。

由于3岁以前宝宝的免疫系统尚处于生长阶段，过敏原测试的结果不一定可靠。完全确诊还需要经由医生综合其他手段检查后判断。

妈妈可以做什么？

对于食物引起的过敏，你在家也可以通过简单的方法观察和判断。比如，宝宝吃了

新食物而发生了过敏反应，那么停吃这一新食物，如果过敏反应明显改善，那么过敏原就是它了。一般较常见的过敏原有牛奶、鸡蛋、大豆、坚果（包括花生）等。如果是极度敏感的宝宝，即便是吃用此过敏原加工而制成的食品也可能过敏。

你不用过分担心宝宝是不是以后都不可以吃这种食物，可以稍大些或在医生指导下吃。如果过敏反应没有改善，甚至加重，你就需要考虑其他过敏原。严重的过敏反应就必须立即送医院，如过敏性休克，它是少见的急性过敏反应，可影响至全身，需要紧急治疗。常见的致敏原是花粉及昆虫叮咬。

3 对症治疗

避开过敏原

这点非常重要。对于由食物引起的过敏，最好的治疗方法就是回避饮食，即因为吃什么而引起的，就停吃这种食物，然后观察宝宝的情况。但为了保证宝宝的营养，需要找到替换物。比如，请医生或营养专家有针对性地提出饮食建议，可改吃其他食物，或到稍大些再吃，从少量尝试观察反应再到正常饮食。

但一些吸入性的过敏原，难以完全避免。比如对尘螨、花粉过敏的宝宝，尽量不要玩毛绒玩具，或把它们放在离宝宝活动范围远一些的地方。而外出时，宝宝需戴上口罩，在易发生过敏的时节及已经发生过敏时应尽量减少去人多嘈杂的地方。

另外，专家还特别提到另一个重要的引起过敏的原因，那就是呼吸道病毒感染，因此需要增强身体抵抗力以避免感染。

药物治疗和脱敏治疗

服用抗过敏药物，可以减轻由过敏引起的某些症状，但长期使用会产生耐药性，并会有明显嗜睡、疲倦等副作用，并且不能根本解决过敏问题。

脱敏治疗，又称为特异性免疫治疗或减敏疗法，现称为特异性变态反应疫苗治疗。一般适用于过敏性哮喘、过敏性鼻炎、花粉症、过敏性皮肤病等Ⅰ型变态反应性疾病的防治。由于儿童的免疫系统发育尚不完善，可塑性较强，因此在儿童早期进行此防治较好。而且，其方法为舌下脱敏，是利用过敏原的提取物滴入舌下，使呼吸道黏膜产生耐受性，从而减轻或控制过敏症状，达到脱敏治疗的目的。

4 了解过敏进程

过敏进程通常从湿疹开始。从婴儿刚一出生就可能会出现过敏引发的湿疹，直到2岁之前都是过敏性皮炎高发的时间，大部分是由饮食引起的。因为宝宝这时和外界接触不多，所以食物过敏占到了相当大的比重。

和湿疹几乎同一时期发作的还有因过敏引起的腹泻，诱发的原因也是食物过敏。和湿疹不同，食物引发的胃肠道过敏发病率并没有皮肤疾病那么高，在1岁的时候到达高峰，随后渐渐减缓。

2岁以后，宝宝与外界接触的机会越来越多。随着消化系统和自身免疫系统的完善，食物引发的皮肤和消化道过敏症状开始慢慢减少，因吸入物引起的过敏情况则越来越多。2～3岁的宝宝气喘病的症状渐渐增多（我国儿童的发病率高达3%，近年还有上升趋势）。

5～6岁的宝宝过敏性鼻炎的症状会越来越明显（国内发病率达6%～10%）。而有过敏性鼻炎的患儿约30%会有哮喘，而且成人过敏性鼻炎也大多来自儿童期。

过敏体质的中医治疗和调理

治疗

中医认为，对吸入性过敏原敏感的孩子，大多肺卫气虚，治疗以益肺固表、补益肺卫为主，选用中药黄芪、防风、白术等。

对食物性过敏原敏感的孩子，大多脾虚湿盛，治疗以健脾助运、消导化湿为主，常用陈皮、半夏、茯苓、砂仁、藿香、鸡内金。

过敏性疾病，常同时伴自汗、盗汗等容易感冒的情况。治疗以调和营卫为主，选用桂枝汤加味。

病程较久的孩子，常合并肾气不足，肾为先天之本，肾气不固，抗病能力低，疾病难愈。所以在缓解期要及时补肾固表，常在经验养肺汤基础上加补骨脂、菟丝子、冬虫夏草等调理肺肾，在冬季服用效果最好。

中医治疗过敏的宗旨：急则治其标，缓则治其本。过敏性疾病发作期治疗以散风、抗敏、通窍为主；在病情缓解期，主要以益肺、健脾、补肾调理为主。

Tips:

　　具有脱敏作用的中药：过敏性疾病常表现出"痒"，如皮肤痒、鼻痒、咽痒、上腭痒，或表现为痉挛，如支气管痉挛、喉痉挛。常选用蝉蜕、蜂房、白芷、钩藤、僵蚕、地龙等中药脱敏治疗。

　　专家提醒：每个孩子的体质、过敏症状都有差异，最好去中医门诊辨证开方。

调理

　　条件许可的话，可在中医指导下，根据孩子体质，配合药膳食疗，效果更好。

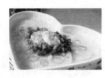

鲜芦根粥

取新鲜芦根 150 克、竹茹 10 克、粳米 50 克、冰糖 15 克。将鲜芦根切碎洗净，加水与竹茹同煮 20 分钟，去渣留汁，加入粳米煮粥，粥成后，加入冰糖食用。适用于皮肤过敏的宝宝。

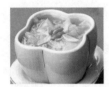

百合银耳羹

百合、银耳各 20 克，冰糖、清水适量。将银耳用温水泡开，去黄头洗净。把百合、银耳放入炖盅，掺入清水，小火炖至银耳软糯时，放入冰糖熬化即可。此羹甜香适口，适用于肺气阴二虚盗汗宝宝的饮食调补。

贝母冬瓜汤

冬瓜 500 克，川贝母 5 克。将冬瓜去皮切厚片，川贝母加高汤上笼蒸约 30 分钟，取出倒入锅中，加入冬瓜片，调入少量的精盐，煮至冬瓜片熟透，出锅装盆即可。此汤咸鲜适口，清香宜人，适用于体质虚热、经常咳嗽的宝宝服用。

过敏体质宝宝饮食要遵循"六不宜"原则

● 不宜过咸。

● 不宜过甜（如巧克力）。

● 不宜过腻（如动物脂肪）。

● 不宜有刺激（如冷、热、辛、辣、酒、浓茶等）。

● 不宜有易引发过敏（如海鲜、牛奶、鱼虾等）的食物，个人视过敏情况而定。

● 不宜过饱。

过敏 Q&A

Q 我家宝宝 4 个月的时候湿疹发得很厉害，现在 8 个多月，两颊仍然时不时发出红疹子，可以去测过敏原吗？多大去合适？

A 6 个月以上的宝宝都可以进行过敏原测定。

时毓民教授推荐
——过敏宝宝的日常护理方案

1 增加营养，提高宝宝免疫力。体内缺乏微量元素锌或维生素 A，宝宝容易发生反复呼吸道感染。通过饮食调整，增加微量元素锌或维生素 A 的摄入，或用锌制剂和维生素 A 丸治疗后，这些宝宝的免疫力可明显提高，呼吸道感染的发生率明显降低。

2 加强体格锻炼，提高对疾病的防御能力。体育活动之外，还可以充分利用空气、阳光、水进行锻炼，如开窗睡眠，使宝宝吸入较冷而新鲜的空气，增强呼吸道的抵抗力，待宝宝习惯开窗睡眠后，可进一步实行户外睡眠；鼓励孩子参加户外活动，多晒太阳；用温水洗浴，或用冷水洗手、洗脸、洗脚等。在此基础上逐步开展"三浴"（日光浴、水浴、空气浴）锻炼，以取得更好的效果。

3 改善居住环境对预防过敏性哮喘也很重要。研究证明，孩子的螨 IgE 阳性比率主要与居室的地板和床上用品有关，特别是密封性好的钢筋水泥结构住宅，其螨 IgE 阳性率明显升高。所以家长要尽量保持室内通风。床上用品最好不用毛织品，尽量多晒太阳。患病孩子的内衣在洗涤后最好用开水烫烫，以减少螨的存在。

Q 我家宝宝因为出生在 7 月份，在月子里就长了湿疹，5 个月时添加辅食，喝含奶的婴儿米粉，发现对奶粉过敏。请问他是不是过敏体质啊？添加辅食时要注意什么？以后会不会越来越严重，出现过敏性咳嗽和哮喘？

A 有湿疹的宝宝肯定是过敏体质，在今后患过敏性疾病的概率会比一般的宝宝大一些。

食物是引起湿疹的重要原因。对过敏体质的宝宝，最好的预防方法是纯母乳喂养。如果怀疑对牛奶过敏，又无母乳，可改用豆奶，或将牛奶多煮些时间，这样可使牛奶蛋白变性以减少过敏。如果添加蛋黄、鱼、虾，宜推迟到 7 个月以后。增添辅食时也要由少到多，一种一种地添加，以便观察对何种食物过敏。给患儿多吃些清淡、易消化、含有丰富维生素和矿物质的食品，如豆制品、胡萝卜、瘦肉、绿叶蔬菜、苹果等。这样可以调节宝宝的生理功能，减轻皮肤过敏反应。

Q 最近带宝宝去体检，在医院做了过敏原测试，结果宝宝对蛋黄、蛋清、牛奶都过敏，宝宝是吃母乳的，宝宝对这些东西过敏，妈妈是否也不能吃呢？请问过敏问题是否会随着宝宝的长大有所改善？

A 母乳喂养的妈妈最好不要吃对宝宝过敏的食物。宝宝对食物过敏，可以用脱敏疗法，即先食用很少量过敏食物，若无过敏症状，逐渐增加量，最后可以脱敏。一般宝宝到了 1 岁后食物过敏的情况会逐渐减少。

Q 我家宝宝现在 5 个月大，从 4 个月起添加蛋黄和米粉，每天一顿，另外每天喝两次煮的苹果水，大便每天一次。但从前天起，脸颊上起了很多小红点，眼睛里有点血丝，大便一天两次，有点稀，是不是过敏呢？辅食用不用停下来呢？

A 你的宝宝已 5 个月，从 4 个月起添加蛋黄和米粉没有过敏症状，说明对以上食物不过敏。脸颊上起了很多小红点，眼睛里有点血丝，大便一天两次，有点稀，这些症状可能是其他疾病。此外，过敏的原因很多，最好带宝宝到医院检查一下。在查出过敏原前，以前加的辅食暂时不要停。

Q 我家宝宝 50 多天了，最近 3 天我贴了 3 贴中药膏药，用后有过敏反应（浑身痒，起红色疙瘩），今天发现宝宝吃母乳后全身起红色痱子一样的小疙瘩，并不停哭啼，请问该怎么办？

A 你的宝宝应到医院仔细检查一下，一般宝宝不会对母乳过敏。

烦人的鼻涕和咳嗽不断
——怎样对待经常感冒的孩子

文／中福会宋庆龄幼儿园保健医师　王　红

我在幼儿园当保健医生多年，知道家长经常会遇到这样的难题，那就是孩子老是感冒，鼻涕、咳嗽不断。让家长困惑的是，孩子感冒得到治疗后，病情好转了，回幼儿园没几天又开始出现反复。家长很头痛："是不是幼儿园的孩子总在交叉感染？孩子感冒了，是不是就不应该来幼儿园了？"

其实，孩子感冒后，机体为了抵抗病菌，尽快恢复健康，各器官系统均处在相对应激的状态，也就是我们通常所说的敏感期。病后回到幼儿园，孩子身体对幼儿园的环境也可能会比生病前更敏感。所以，家长对此不必太紧张焦虑。

当然，对于生病期间和病愈不久的孩子，大人的确该做点努力，让孩子尽快恢复健康。不过，隔离孩子并不是最佳方案。孩子需要适应环境，逐步提升自身的免疫力才是关键。

孩子身体与成人不同

● 孩子各器官系统的功能均未发育成熟。在发育过程中，孩子的身体动能容易受环境、气候、食物、情绪等各种因素的影响，产生不同的反应。

● 身体中最容易受外界影响的是呼吸系统

和消化系统，所以气候和食物的影响最直接、明显，因而孩子也最易患这两个系统的疾病。

● 6岁以下孩子的免疫功能发育不完善，这也是孩子相对于成人易于患病的重要因素之一。过了这个年龄段，孩子患病的概率会大大减少。

如何改善孩子的流鼻涕、咳嗽和喉咙痛的症状？

1. 将流出来的鼻涕擦掉，不要让孩子用力擤鼻涕。不适当的擤鼻可能会使分泌物经咽鼓管扩散引起中耳炎。

2. 鼻塞流鼻涕，可做鼻局部穴位按摩（两鼻翼旁）。

3. 咳嗽时轻拍背部能协助排痰，喝温水也利于化痰；向下按摩喉颈和胸部可防止咳后呕吐。

4. 喉咙痛可用热毛巾、热水袋外敷在咽喉皮肤上（注意不能烫伤皮肤），可以减轻疼痛，促进恢复。

我们幼儿园的做法

我们幼儿园的老师针对经常流鼻涕、咽红、咳嗽等的孩子，总结了一套保育及护理方法，看看能不能给家长一些启发。

● 多喝温水。水能起到清热利咽、止咳化痰、稳定情绪的作用。

● 安排孩子进行安静活动，轻声读一些故事书给他听，减少提问，只要孩子感觉舒适，心情好就可以了。让孩子的咽喉得到休息，减少咳嗽，又不会让孩子感到寂寞孤独。

● 为孩子准备清淡营养的软食。生病期间，胃肠道特别需要休息。

● 减少孩子户外以及体能活动的活动量和强度，增加休息频率。

● 及时与医生沟通，把握孩子的身体情况。

我们给家长的建议

● 家里常备体温计，孩子感冒初愈，不妨早晚测一次；发觉孩子精神状态不好，随时测体温，做到心中有数，同时仔细想想孩子的食欲、情绪跟平时有什么异样。
  如果孩子患的是传染病，即使症状消失，也不能马上来园，需要到相关医院开具疾病痊愈入园证明方可来园。

● 如果孩子入园当天有发热也最好不要来园，在家观察24小时，待到不发热了且可以排除传染病再来园。

● 孩子身体不适，情绪可能会有些紧张，爸爸妈妈如果也焦虑不安，会加重孩子的不安。所以，家长尽可能在孩子面前保持淡定。

何时第一次带宝宝看牙医?

文／赵　慧

首次看牙的时机

　　在宝宝 1 岁左右时，上下牙床大约各长出四颗牙，并已开始接触固体食物，这时是最佳的首次看牙时机。随后应在固定的间隔时间（如每半年）带宝宝复查一次。

　　医生将详细检查宝宝的牙齿生长状况，并给予父母有关宝宝的饮食种类、刷牙的习惯、喂食的方式等咨询意见，如果检查发现牙齿有脱钙（牙齿灰白、或有黄斑）现象，医生可能会做涂氟处理，并建议每 3 个月复诊一次；如果宝宝的牙齿没有太大的问题，医生会建议每半年复诊一次。

乳牙被蛀的影响不可忽视

● 会产生疼痛不适，影响宝宝的咀嚼功能，以致摄取食物种类少，营养不全面。

● 蛀牙严重时，会导致蜂窝织炎，威胁宝宝的健康。

● 蛀牙的细菌会阻挠恒牙的发育。

● 造成恒牙排列拥挤，齿列不整齐。

● 前门牙蛀坏，会影响美观与说话发音，伤害宝宝的自尊。

宝宝为什么怕看牙?

　　宝宝的个性：有些宝宝天生就害怕见陌生人、听陌生的声音，而全副武装的牙医对宝宝而言无疑是个"可怕的"陌生人，再加上治疗牙齿的机械会发出一些声音，自然会让宝宝感到恐惧。

　　家庭背景因素：宝宝如果过于受到保护、溺爱，或是受到大人言语上的恐吓、威胁，如你不乖就带你去打针看医生等，在心理上就留有恐惧感。

　　最初的经验不佳：有些宝宝第一次看牙的经验不好，或是特别爱幻想，自认为看牙是件很恐怖的事情。

　　父母经验的传导：父母如果太紧张，也会影响到宝宝的态度。

父母应做好哪些准备工作

如果在看牙医之前，父母能做好准备工作，之后又能细心地照料和耐心地解释，不但能消除宝宝看牙医的恐惧心理，还可以帮他（她）积极配合牙医的检查和治疗，让看牙齿的过程显得愉快又轻松。以下几点可供参考。

1. 就诊前

● 首次看牙，很多宝宝都会出现排斥的现象，家长绝对不可以用哄骗的方式，哄着宝宝去看牙。

● 应向宝宝解释清楚看牙的重要性，譬如，感冒要看医生，牙齿生了病也要看牙医才会好。

● 记得替宝宝带一套干净的衣物，以便发生呕吐时更换。

2. 就诊时

● 宝宝如果哭闹不休，父母最好暂时回避，用冷处理的方式解决。

● 让宝宝看清楚要使用的器械，它们用来做什么，并说明看牙的规矩，譬如，不要乱动，如有问题和感到不舒服都要用手势告知父母。

● 如果宝宝很怕痛，可以告诉他看牙可能有一点不舒服，但是绝不会痛，消除宝宝的戒备心理。

● 医生与幼小病人沟通时，家长不要出声，只要握住宝宝的手就可以了。

3. 就诊后

● 宝宝若是用过局部麻醉，1～2小时药效才会消退，特别注意不要让宝宝咬嘴唇、捏脸颊或吃固体食物，以免咬伤。

● 宝宝如果是拔牙，家长必须监督他（她）紧咬纱布30分钟，有口水可以吞下，但尽量不要说话，止血后才可将纱布吐掉。

● 宝宝如是进行涂氟处理，治疗一小时内，不可喝水、漱口、进食。

● 宝宝若是补了牙，当日应避免吃食坚硬的食物（譬如肉骨头、坚果等）。

● 每隔3个月去牙科做定期检查。

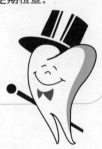

和奶癣困扰说 byebye

文／顾悠悠

隆隆2个月，是个胖乎乎的小男孩，从出生到现在一直都是母乳喂养。不知道怎么回事，这几天，隆隆脸上突然出了好多红色的疹子，好像非常痒，他自己会使劲抓挠，一个午觉睡醒，他竟把脸抓出了好多黄色的水。朋友说，这个可能是奶癣。奶癣是什么？我要去医院吗？

——焦急的隆隆妈

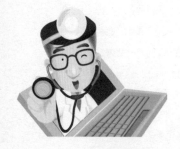

奶癣，又叫"胎敛疮"，西医称为婴儿湿疹。是一种常见的婴儿皮肤问题，也常常困扰家长。判断宝宝是否患了奶癣，可从以下几方面判断。

● 婴儿出生后1～3个月。
● 表现为红斑或丘疹样皮肤损害，最常见于婴儿面部，也会出现在肩胛、躯干和四肢部位。
● 有时婴儿头皮和眉毛，也会出现皮屑和黄色结痂，严重时还会有水疱、糜烂和渗液。
● 宝宝感觉很痒、不舒服，表现出搔抓、常哭闹，或在大人的怀抱里、枕头上摩擦。父母如果发现几个月的宝宝常常有不明原因的哭闹，或喜欢用头在衣服上蹭，就要留心是不是发生奶癣了。

母乳宝宝患奶癣，"元凶"就是过敏原

奶癣是一种过敏性的皮肤病。母乳喂养的婴儿发生奶癣的原因，常是因为妈妈从食物中摄取并存在于母乳中的一些过敏原，常见的有鱼腥、海味、辛辣食品、鸡、鹅、牛、羊、鸡蛋及牛奶等。因为宝宝的免疫系统发育尚不完善，肠道内某些消化酶缺乏，无法完全分解某些食物蛋白，免疫系统会把这些食物蛋白当作外来有害物质进行排斥，从而导致身体的异常状况。在日常生活中，摄入这类食物的可能性很大，所以婴儿发生奶癣的概率较高。

随着宝宝的成长，免疫系统逐渐完善，肠道消化酶和菌群出现变化，到了1～2岁，大部分发生奶癣的宝宝就可自愈。

奶癣不可怕，三招巧处理

找出过敏原

宝宝患奶癣，首先就是要找到过敏原，消除了致敏原，有些奶癣就可能会不治而愈了。

去医院就诊，医生可能因为宝宝抓挠，而建议使用肾上腺皮质激素类外用药膏治疗。这类药物对奶癣有很好的效果，但是停药后有复发可能，且易产生不良反应。

当宝宝发生奶癣时，父母应当积极寻找过敏原，妈妈排查自己的饮食或宝宝的辅食中是否有可能导致过敏的食物，用逐一排除和观察的方法进行筛选。如果停食某种或某几种食物，宝宝的奶癣情况有所改善或者自愈，那么，这就意味着妈妈和宝宝短时间内应避免摄入这些食物。

提示：

不要用碱性皂液给宝宝擦洗患处，也不要用过热的水烫洗，更不要涂抹化妆品或任何油脂，以免因刺激而使奶癣加重。

巧用中医方

奶癣情况稍严重一点的宝宝，可以使用清热除湿的中药外用洗剂，往往有较好的治疗效果。另外，还可以将槐花蜂蜜250毫升放在搪瓷小锅内，文火加热后去掉蜂蜜中的泡沫、水分，待冷却后涂抹患处。

涂抹前，先将宝宝头面部奶癣处用温水洗净、擦干，棉签蘸取冷却后的纯蜂蜜，对患处进行均匀的涂擦，每天2～3次，3天为一个疗程。

益生菌制剂来帮忙

如果奶癣较严重，则可能存在遗传性的过敏体质。家长可咨询医生，在使用外用药物的同时，加用益生菌制剂调整宝宝的肠道菌群。临床实验认为，这样不仅能预防奶癣，还能减少日后宝宝患其他过敏性疾病的概率。

提示：

当宝宝奶癣较严重，并伴有局部继发感染、伴有淋巴结肿大及发热、食欲减退等全身症状时，家长要及时带宝宝去医院进行治疗。

宝宝肠套叠,不容延误
——访复旦大学附属儿科医院儿外科主任周以明教授

文／伊　言

宝宝肠套叠,既熟悉又陌生的名词。说熟悉,是因为几乎所有妈妈都听说过这个疾病,也大多被告知:小心宝宝肠套叠!说陌生,是因为即便宝宝肠套叠了,妈妈十有八九仍浑然不觉。可见,作为宝宝常见病的肠套叠具有隐蔽性。

所谓肠套叠就是肠子异常地逆向蠕动,前段肠子套入后段肠子的管腔中,形成肠阻塞,肠黏膜肿胀缺血,从而出现血便。如果诊断、治疗不及时,就可能导致肠坏死、穿孔,甚至宝宝休克、死亡。

因此,"早发现,早治疗"对宝宝肠套叠来说尤为重要。如何尽早察觉宝宝得了肠套叠?怎样及时、合理地配合医生治疗?带着妈妈们的问题,我们采访了著名儿外科教授周以明。

急性肠套叠:
你需要了解的三方面知识

1 识别肠套叠——重中之重
"高危"年龄:2个月至2岁

宝宝表现:

腹痛——宝宝阵发性哭吵,或宝宝没有哭吵,脸色却一阵阵发白。

呕吐——常与哭吵同步进行。初为反射性,以后为肠梗阻表现。

便血——在腹痛6～8小时后出现果酱样血便。

腹块——有时,可在宝宝肋缘下面摸到腊肠样块。

如果宝宝出现以上四大症状,妈妈就要想到宝宝可能得了肠套叠。但是,宝宝发病时,典型的四大症状都有的并不多。因此,这就要求妈妈细心加耐心,如果发现宝宝哭吵时有双膝蜷曲、双手按抓腹部的情况,妈妈也应考虑宝宝肠套叠的可能,及时就诊。

> **Tips** 宝宝肠套叠哭吵与其他原因哭吵的区别:
>
> 肠套叠的宝宝哭吵或脸色骤变时,表情很痛苦,但不久又会像平时一样玩耍、笑闹,可是隔一段时间又会出现哭闹或脸色发白,不久宝宝又恢复正常,如此往复,而且这样的间隔会越来越短。宝宝哭吵时很难安抚。
>
> 其他原因哭吵的宝宝往往一哭到底,持续较长时间,没有间隔,在反复安抚后哭吵会有所好转。

2 关键的 24 ~ 48 小时

肠套叠的凶险与否，往往与妈妈或带养宝宝的成人有关，如在宝宝发病 24 ~ 48 小时以内，病情被及时发现，宝宝被及时送往医院，且得到正确的诊治，愈后情况相当良好。

宝宝肠套叠发病不超过 48 小时，大多可通过空气灌肠治疗而治愈，这种方法治疗肠套叠效果好且无创伤。但是，超过 48 小时，就不能做空气灌肠治疗（只做诊断性空气灌肠），可能需手术治疗。

专家提醒

● 宝宝阵发性哭吵超过 3 小时，有血便、呕吐、拉稀、感冒或饮食改变，出现上述任何一种状况，都应及时上医院就诊，以排除肠套叠。

● 医生的诊断手段主要通过宝宝的病史和仪器（B 超、X 线透视）检查确诊，因此，妈妈在送宝宝去医院就诊时，应将宝宝发病的详细情况告知医生。如宝宝有血便，最好将大便带往医院，以便医生及时正确诊断。

● 一旦怀疑宝宝肠套叠，在送宝宝去医院途中，应立即禁食、禁水，以减轻胃肠内的压力。如有呕吐，应将头转向一边，让其吐出，以免吸入呼吸道引起窒息。

● 宝宝腹痛，切勿用止痛药（包括退热止痛药），以免掩盖症状，影响诊断，贻误病情。

● 送医院途中注意宝宝病情的变化，尽可能详细地告诉医生。

3 恰当的治疗方法

肠套叠的治疗并不复杂，但采取合理恰当的治疗方法却是非常重要的，否则反而会给宝宝带来不必要的痛苦。

● **空气灌肠**

治疗指征：宝宝全身状况良好，没有肠梗阻。

方法：医生在 X 线透视下，将灌肠管道从宝宝肛门进入，控制一定的压力，将空气灌入套叠的肠子远端，空气的压力使套入的肠子退回原处，促使套叠的肠子复位。

● **手术治疗**

手术指征：肠套叠超过 48 小时。有明显肠梗阻或有肠子坏死等表现。

方法：打开腹腔，将肠套叠的肠曲托出，由远端往近端挤回去，使之复原；检查肠子是否健康，并做相应处理，如肠减压、肠切除、肠吻合等，同时去掉阑尾。

Tips 若肠子在低压力下不能复位，应不再增加压力，而采用手术治疗。

专家告诉你

不要认为手术要"开肠剖肚"就本能地拒绝，其实，肠套叠手术还是很安全的。相反，空气灌肠时，如果在空气压力低时肠子仍不能复位，随意增加压力的话，反而易导致肠子穿孔，造成严重后果。

● **核查疗效**

经过空气灌肠治疗后，宝宝肠子是否复位，不仅要在治疗过程中通过拍片、医生眼睛观察了解，还要留院观察。医生会让宝宝服用黑色的活性炭片，在 6 ~ 8 小时后宝宝拉出黑色大便，且无哭吵、呕吐等现象，才可出院回家。

手术后的护理

经过肠套叠的折腾，宝宝不免较虚弱，出院后，妈妈千万不可给宝宝补，而应让宝宝的肠子多休息，减轻肠道负担，使肠道功能得到恢复。如果肠子套叠的凹陷处未充分复原，很容易再次发生肠套叠。

● 哺乳期宝宝　给宝宝的奶量要比以前少，奶粉可以冲得稍淡些；喂母乳的宝宝可适当缩短喂哺时间。此时决不能换奶粉，如果要换，也应在宝宝肠功能完全恢复、稳定后再换。

● 添加辅食的宝宝　宜给宝宝提供易消化的食物，不要在此时增加宝宝从未接触过的食物。食物量也宜少不宜多。

● 如果宝宝仍然频频哭吵，还是应及时去医院诊治。因为有些宝宝会连续发生肠套叠。

● 如果宝宝仍有血便排出，妈妈不必惊慌，通常可能是肠套叠时的血便没有完全排清。妈妈可以注意观察，如果宝宝其他状况一切正常，便不必担心。

肠套叠的预防

肠套叠的病因众多，预防肠套叠需要从多方面入手。

1. 注意宝宝的饮食卫生，养成良好的饮食习惯，防止病从口入。

宝宝的食物应烧熟、煮透，尽量不吃隔夜食物，冰箱中取出的食物需热透。

消毒奶瓶需在沸水中煮15分钟。

2. 给宝宝添加辅食时，必须做到每次只增加一个品种，量由少到多。

3. 帮助宝宝养成良好的排泄习惯，避免便秘。

4. 预防复发。

如果宝宝反复复发肠套叠，妈妈必须带宝宝到医院做仔细检查，可做钡剂灌肠，以排除肠子其他的机械性因素或病变。

如果宝宝在做过详细检查后，确无其他病变，只是由于凹陷的肠子未恢复原位、肠功能没得到修复而导致肠蠕动增加造成肠套叠复发，宜在医生指导下禁食（让宝宝的肠道得到休息）、打吊针，通常2～3天后不再复发。如果宝宝腹痛（哭吵）严重，也可在医生指导下服用解痉药物。

慢性肠套叠：

"高危"年龄：大于2岁

宝宝表现：

慢性肠套叠是指病程延续在2周以上至几个月之久的病例，一般多见于年长儿及成人。在年长儿可以表现出急性肠套叠的症状，如腹痛、腹部有腊肠样块、便血（5、6岁以上的宝宝肠套叠的话，往往只有腹痛，可能没有便血）。

临床上，少数慢性肠套叠的宝宝，套住的肠子可以自行复位，但大多数不行。通过钡剂灌肠可以确诊并使套叠的肠子复位。

病因：

慢性肠套叠的背后往往隐藏着其他病因，如肠息肉、肠先天性畸形（梅克尔憩室）、恶性淋巴瘤等，因此，如果2岁以上的宝宝经常出现腹痛、肠套叠，应到专科医院或专科门诊，做仔细的检查，查出病因并有针对性地治疗。

容易漏诊的小儿骨科疾病：
先天性髋关节脱位

受访专家／上海交通大学医学院附属上海儿童医学中心小儿骨科主任医师　王志刚

儿童先天性髋关节脱位是一种较常见的髋关节畸形。在我国，每500～1000个新生儿中就有一个先天性髋关节脱位患儿，男女比例为1：6～1.8。此病患儿出生时不具备明显体征，有些医院也未建立新生儿体检普查和登记制度，导致此病常有漏诊。

儿童先天性髋关节脱位若能做到早诊断、早治疗，临床效果非常理想；若延误治疗，则将导致不可逆的疼痛性骨关节炎和不同程度残疾。

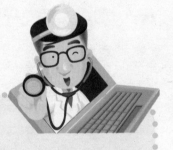

病因

小儿髋关节脱位的病因现在还不太清楚，可能与孕期母体激素分泌异常或胎位等机械因素有关。母亲在生产过程中需要分泌大量的激素，促使韧带松弛，便于分娩。超量的激素可能是引起婴儿髋关节脱位的重要因素。

髋关节脱位的患儿中，臀位产出的高达16%～30%。臀位产婴儿发生先天性髋脱位的概率较头位产要高出10倍，而臀位出生的女婴则患病比例更高。另外，家族发病率高达20%～30%。

从哪些方面观察孩子患有此病症

患儿出生时，部分或全部股骨头脱出髋臼，病变累及髋臼、股骨头、关节囊及髋周韧带肌肉。在医疗完善的妇幼医院，医生的常规检查是会给新生儿做蛙式试验，即外展试验，或者观察婴儿的皮纹。皮纹检查是很重要的手段，如果婴儿大腿两侧的皮纹不对称，应怀疑髋关节发育脱位的可能，要及时找小儿骨科医生进行髋关节检查。

早期若出现下列症状，建议及时带孩子去医院检查。

● 3～4个月大的婴儿两腿外观不一致。
● 婴儿仰卧时其中一条腿（因脱位）不能完全打开。
● 站立时婴儿的两个膝盖有高低。

先天性髋关节脱位为什么容易漏诊

婴儿期，患儿尚未开始行走，症状难以被家长发现，所以容易漏诊。若仔细观察，我们仍能发现一些异常表现。

父母应该怎样观察：

● 孩子的大腿、小腿两侧不对称：表现为变短或变细、外旋（脚尖指向身体外侧，见于单侧）；

● 臀部增宽（见于双侧）；

● 皮纹不对称：臀部、腹股沟和大腿皮纹增多、增深，不对称；

● 肢体活动有异，换尿布时最容易发现：有问题的那条腿活动少，把尿或换尿布时双腿分开受限等。

● 幼儿及儿童期现步态异常：走路较晚，开始走路时步态不稳，呈蹒跚、摇摆的样子（单侧）；走鸭步，肢体不等长，躯干侧弯或出现髋部弹响等。

如何得到确诊

如果怀疑孩子有髋关节脱位，最简单的做法是到医院骨科检查一下。出生6个月前做超声检查，6个月后拍X线片。根据B超或X线片中骨块的形状、相互关系和角度可以判断脱位的类型和程度。医生会通过家长的情况介绍、手法检查和分析影像学结果，排除其他疾病后作出确诊。

早期选择保守治疗

孩子一旦被诊断为髋关节脱位要即刻治疗。早期可以采取保守疗法，比如做一个连衣挽具、穿一个小布兜或使用专业的PAVLIC吊带，使孩子双腿处在一个外展的蛙式位，每隔2～3个月去医院复诊，检查髋关节的发育情况。如果6～7个月以后还没有明显改善，需要进行麻醉复位，并且佩戴蛙式石膏或使用支具。

生活护理提醒：

1. 患儿的床褥要稍硬一些，以防小屁股下沉，不利康复。

2. 患儿的裤子要稍大一些，最好穿着背带裤，使孩子自由地活动腿脚，伸展髋关节和膝盖。

什么情况需要进行手术

如果孩子已过18个月，保守疗法未能达到复位的目的，可能需要住院手术。手术治疗一般适合18个月以上、手法复位石膏固定失败的患儿，其他包括脱位时间长、复位困难、畸形比较严重的患儿以及就诊较晚、年龄较大的患儿等。

全脱位者术前还需要进行骨牵引，视具体病情选用相应手术。

治疗效果提醒

髋关节脱位的治疗效果与年龄有很大关系，患儿在6岁以前如果能得到正确的治疗，大多数能治愈。超过8岁，关节病变已很严重，治疗效果一般不太满意。

术后护理和锻炼

髋关节脱位治疗后的护理与功能锻炼十分重要，会影响到最终的治疗效果。医生的治疗只是尽力恢复髋关节的形态，功能的恢复主要靠锻炼，需要家长在医生的指导下对孩子进行功能训练。这要求家长要付出极大的耐心。

骨科门诊中父母经常询问的问题

问：孩子3岁，经常腿疼，有可能是患了骨科方面的毛病吗？

答：首先要看孩子疼痛的部位是否固定，疼痛的时间是否持续，疼痛有无功能障碍，是否有关节、肌肉的异常，是否伴有其他的症状。小孩腿疼，家长不可掉以轻心，但也不必大惊小怪。如果关节肿胀、伴有发热、贫血、皮肤起斑疹，建议带孩子去医院做血常规、血沉等检查，判断孩子是否有关节炎或者其他疾病。做过以上检查，排除内科疾患以后再到骨科做进一步的检查。

问：有没有必要给孩子测测骨龄？

答：对决心成为专业运动员的孩子来说有意义，可以帮助教练预测孩子的潜能，对于大多数孩子而言，没有特别意义。

小儿骨科常识

容易被忽视的先天性骨科疾病

宝宝出生后，他在母体内形成的姿势会持续一阵子，如小腿弯曲，足部内翻或外翻，头颈部稍微倾斜，脊椎前屈等。这些被称为"姿势性变形"，绝大部分会慢慢自行改善，恢复正常，不需要特殊的治疗。但有些"异常"属于先天性畸形，是结构上的异样，必须请医生鉴定，如：

背脊突起　新生儿身体较软，身体向前倾时，背脊弯曲较明显，有时婴儿动来动去时背部有侧弯现象，绝大部分是正常的，如果不放心，可去小儿骨科检查一下。

胸骨异常　胸骨尤其是在腹部上方左右处特别隆起，好像里面有什么东西把它推出来的，这都是软骨发育不均衡的缘故，没大碍。轻度鸡胸或漏斗胸不会妨碍身体发育，不必治疗。较严重的，则需观察到2岁，必要时手术矫正。

歪脖子　如果是因胎内压迫所造成的，无需治疗。颈部肌肉有肿块时，最好接受物理治疗，继续观察是否会演变成真正的肌性斜颈。经医生确诊，可在1岁后接受手术治疗。

马蹄足与小腿弯曲　足部在子宫内可能处于往内翻或往外翻的位置，这种"变形"在出生后几个月内会慢慢恢复正常，不会有后遗症。真正的畸形足需要石膏矫正，甚至手术治疗。

佝偻病、O型腿或X型腿　这是婴儿最常见的生理现象，开始学站或学走路时，此种情况会更明显，2岁后会逐渐改善。如果O型腿特别严重，两腿不对称，可到医院拍X线片或抽血检验，检查有无佝偻病，以接受进一步的治疗。

晒后背给宝宝治感冒

文／嘀嘀妈
点评专家／浙江省中医院主任医师　陈良良

让受寒的宝宝晒晒后背

宝宝因为受寒，或者夏季空调使用不当，很容易就感冒发热，甚至拉肚子。这时候，家里的老人就会说："孩子是伤了阳气，把孩子抱到太阳底下去晒晒吧。"

我查阅了相关资料，又询问了身边几位有经验的妈妈，发现老人的建议还挺有依据，其中两位妈妈也证实，她们曾用过这种方法，对宝宝身体的迅速恢复还挺管用的。

中医认为，人体的前为阴，后为阳，因此晒后背能起到补阳气的作用。同时，在寒冷的天气里，晒晒后背，还能驱除脾胃寒气，有助改善消化功能。

每次宝宝受寒感冒后，如果天气很好，我就会把他抱到户外空气清新的花园旁，让他背对着太阳，晒晒后背，补充阳气，驱除寒气。宝宝2岁多曾有2次发热，我都用这种晒后背的方法，让他轻松退热。

如果宝宝感冒外加咳嗽，这个方法就更见效了。中医书上说："背为阳，心肺主之。"所以，晒后背还能疏通背部经络，对心、肺也很有好处。

宝宝晒后背的最佳时段

春季，上午10点至11点，是宝宝晒后背的最佳时间。在这个时段，阳光中的紫外线偏低，使人感觉温暖柔和。

夏季，上午10点以前，下午4点以后，强烈的紫外线降低了。这时候带宝宝出去晒后背，要尽量呆在树荫下，不要让太阳直射宝宝。

秋季，上午9～10点，这一时段红外线开始减弱，紫外线则开始增强，能促成宝宝体内维生素D的合成，增强抗病能力。

冬季，一般在中午11～12点。晒太阳时，应该让宝宝呆在背风且有阳光的地方。如果室外气温很低，晒后背的时间不宜超过10分钟，谨防宝宝因为二次受寒使得感冒加重。

每次让宝宝晒多久

一般来说，0～1岁的宝宝，随着年龄的递增，每次晒后背的时间，可以从5分钟渐渐延长到15分钟。1～2岁的宝宝，每次晒20分钟左右就可以了。2～3岁的宝宝，每次晒30分钟左右比较合适。我们还要根据宝宝生病期间的身体承受能力，灵活掌握宝宝去户外晒后背的时间长度。

冬季是婴幼儿肺炎高发的季节，得了肺炎后，如果情况没有严重到需要住院的程度，那么，在家休息比在医院会更有利。居家时，除了医嘱的药物治疗外，做好必要的护理也非常重要。

小儿肺炎
居家护理细则

文／郑雪梅

居家护理 12 项细则

及时补水

宝宝因发热、出汗、呼吸快而容易失去较多水分，此时，妈妈需要给宝宝多喂水，这样也可以使咽喉部湿润，使稠痰变稀，呼吸道通畅。除了喝白开水外，也可以准备一些盐糖水给宝宝喝。

饮食需清淡、易消化

宝宝一旦患了肺炎，在饮食方面忌口是很重要的。小宝宝仍然可以喂母乳；吃辅食的宝宝则要避免给喂食油腻、生冷、辛辣和太甜的食物。食物要清淡、易消化。

尽量采用喂食的方式

吸食会增加宝宝肺部的负担，从而加重喘息。所以，应尽量将吸食改成喂食。无论是母乳喂养还是人工喂养，妈妈都可以先将奶水盛在消毒过的器皿里，然后用小勺喂。

将食物变稠

1岁以下的宝宝，可在奶中加入婴儿米粉或糕粉，使奶变稠，用小勺喂食，避免宝宝呛奶；1岁以上的宝宝，可给予粥、面片、蛋羹等食物。

保持室内空气新鲜

宝宝的休息室要保持空气新鲜，定时通风换气。开窗时要注意关门，避免对流风。室温最好控制在 18 ～ 22℃。

保持室内湿度

室内要保持一定的湿度，可在室内放一盆水或使用加湿器，干燥的空气吸入气管会导致痰液不易咳出。

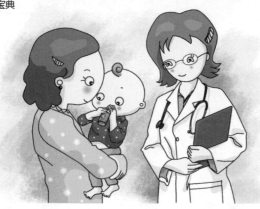

保持室内安静

要保持居室内安静，室内照顾人员不要多，通常留一个人照顾即可。探视者逗留时间也不要太长，否则不利于宝宝的休息及康复。

保证舒适的睡眠

睡觉时一定要给宝宝穿上棉质内衣。可用小棉枕略微垫高宝宝上身，以缓解呼吸困难的情况。被子要盖得贴身，但不宜太厚。

不要打扰熟睡中的宝宝

如果宝宝想睡觉，就不要经常叫醒或打扰他。如喂药、换尿布等工作可以等宝宝醒来后一次完成。

及时更换内衣

如果有发热状况，宝宝出汗会比较多，衣服湿了，妈妈要先用温热的毛巾将宝宝身体擦拭干，再换上干净的内衣。

清洁口腔

患肺炎期间保持口腔清洁是十分必要的。每次吃完东西后，要让宝宝用清水漱口。如果是小月龄的宝宝，妈妈可以用棉签蘸水帮助其清洁。

保持鼻部畅通

要注意宝宝鼻腔内有无干痂。如有，可用温热的毛巾稍稍捂一下鼻部，或用棉签蘸盐水后轻轻将分泌物取出，这样可以解决宝宝因鼻腔阻塞而引起的呼吸不畅。

《为了孩子》温馨提醒：

除了做好必要的护理工作，妈妈还应该多观察宝宝各方面的状况，如果出现以下症状，需要马上送医院就诊。

体温情况

经常触摸宝宝的身体和额头，密切关注其体温变化。妈妈最好每隔一段时间给宝宝测量一下体温，如果体温持续升高则需要送医院就诊。

呼吸状况

要注意观察宝宝的呼吸状况。如果呼吸平稳一般没大问题，一旦出现呼吸急促和困难、面色苍白、口唇发青的症状则需要马上送医院。

精神状态

如果宝宝的精神状态很差，总是大声哭闹、脾气暴躁或昏昏欲睡，应该马上送医院就诊。

流行性腮腺炎即通常所称的"大嘴巴"，是由腮腺炎病毒引起的急性呼吸道传染病，是一种良性、自限性传染病。

春季，警惕呼吸道传染病侵扰宝宝
——流行性腮腺炎

文／叶琴

流行性腮腺炎是这样的

"大嘴巴"的症状比较明显，细心的妈妈会发现宝宝的腮帮"变大了"；有的宝宝会诉说耳朵下面痛，妈妈如果抚摸宝宝的耳垂下方会发现肿大，这是腮腺肿大。仔细察看宝宝的下颌部位，也会发现肿大，这是颌下腺肿大。有的是一侧肿大，有的为两侧肿大。

发病初期有的宝宝会伴有发热，有时甚至会有高热。有的还会出现乏力、头痛等症状，患病宝宝咀嚼食物时腮腺部位会感觉疼痛，因此往往不愿意进食。

流行性腮腺炎的特点

流行性腮腺炎主要通过唾液等飞沫传播，潜伏期长达 2～3 周，一般这段时间不会传染。一旦发病，早期就有传染性。通常患病 10 天左右即会痊愈，患病宝宝必须隔离到腺肿全部消退，才不会传染。

感染过一次腮腺炎便会终身免疫。

流行性腮腺炎可能引发的并发症

患流行性腮腺炎后引起并发症的并不多，稍常见的有脑膜炎、脑炎，小年龄宝宝比较易得，一般症状都比较轻，这些并发症往往在腮腺肿后 1～2 周内发生，个别宝宝也会在腮腺炎发生前或消退后出现呕吐、头痛，原已下降的体温又再次升高，这常常是并发症的征兆。通过抽取脑脊液检查可以确诊，腮腺炎病毒引起的脑膜炎、脑炎大多预后良好。

个别病例还会引起心肌炎、肾炎。

由于腮腺炎病毒容易侵犯腺体，个别患儿会并发胰腺炎，宝宝会诉说肚子痛。

也有极个别宝宝会出现单侧耳聋，听力下降，这是病毒影响了神经，往往不可逆，治不好。

居家护理腮腺炎宝宝

● 高热宝宝需卧床休息，服退热药降温。

● 由于目前对病毒无特效药，只需对症处理，大多数病毒感染都呈自限性，过了一段时间，休息好了，是可以自愈的。

● 对于已可以吃辅食的宝宝，应给予柔软的食物，最好是半流质，因为咀嚼会牵拉肿胀的腺体，宝宝会感觉疼痛。

● 不要给宝宝吃酸味等刺激性的食物，因为吃酸的食物时会大量分泌唾液，而唾液都是从颌下腺和腮腺分泌的，因此也加速了腺体的分泌，会加剧宝宝的痛觉。

● 多喝开水，也可口服板蓝根等药物清热解毒。

● 肿胀部位可用青黛散 15 g 或黄金如意散 15 g，用水调匀外敷，可减少疼痛，帮助消肿。

● 在家中密切观察宝宝有无其他症状，以利及早发现并发症，及时送医院诊治。

流行性腮腺炎的预防

● 加强营养，饮食全面、均衡，不偏食。

● 养成良好的生活习惯，保证充足的睡眠。

● 每天有适当的室外锻炼时间，尽可能保证每天 2 小时的日晒时间。

● 居室内多开窗、通风，保持室内空气新鲜。

● 不去人多拥挤的公共场所。

● 疫苗接种是最好的预防方法：腮腺炎疫苗和麻疹、风疹联合使用（MMR），是比较成熟的疫苗，其中腮腺抗体保护性可达 10 年，预防效果达到 97% 左右。

宝宝常见病——糖尿病

文／袁秉煃

小明是一个活泼可爱的孩子，近一段日子以来经常夜间尿床。妈妈起初以为小明才 3 岁，夜间尿床是很平常的事，未加重视，只是要他白天别玩得太"疯"，晚餐后不再饮水。可是小明仍旧尿床，并且白天精神萎靡，常说腹痛。妈妈带他来医院检查，我详细问了病史后，先要小明做一次尿常规检查，报告尿糖（+++），再做血糖检查，报告 12 毫摩尔。糖尿病的诊断已明确，不必再做遗尿症的其他检查了。

宝宝也会得糖尿病

近年来发现，宝宝得"成人病"的现象并不少见，糖尿病即是其中之一。宝宝患糖尿病者当然较成年人少得多，但已不是罕见病了。糖尿病在婴幼儿年龄阶段较少，发病率随年龄的增长而增高。

糖尿病的发病原因

遗传是宝宝得糖尿病的重要原因。有人统计，双亲中有一人患糖尿病，子代的发病率为 3%～7%；双亲均为糖尿病的，子代发病率可达 30%～50%。此外，环境因素、免疫因素被公认为与糖尿病发病密切相关。

宝宝糖尿病的表现与成人大不相同

糖尿病如发生于成年人，常有多食、多饮、多尿症状，其远期并发症是微血管病变所致的眼、心、肾和神经系统损害。婴儿患糖尿病时，多饮、多尿难以被发现，宝宝因夜尿多会突然出现遗尿，由于遗尿症在幼儿年龄阶段相当普遍，所以也可能被家长忽视。宝宝遗尿症专科门诊对尿床的宝宝必做尿液常规检查，为的就是筛除隐藏在"遗尿症"中的宝宝糖尿病。

宝宝糖尿病起病急，一般在 3 个月内可被确诊。宝宝糖尿病的致命危险是酮症酸中毒，而不是微血管病变所致的远期并发症。宝宝年龄越小，酮症酸中毒的发生率越高。酮症酸中毒常表现为多尿、呕吐、腹痛、严重脱水、神情呆滞甚至发生昏迷。

宝宝糖尿病的治疗与成年人不同

糖尿病分 1 型（原称胰岛素依赖型）和 2 型（原称非胰岛素依赖型），婴幼儿时期就发病的糖尿病绝大多数是 1 型，而成人在中老年阶段发病者绝大多数是 2 型。若宝宝被诊断为糖尿病，必须住院治疗。在住院期间，医生会为孩子拟好食谱，并用胰岛素治疗。年龄越小，饮食控制越难，只能多次检测血糖，并调整胰岛素的用量。宝宝出院后，家长应参照住院时的食谱安排饮食，并每天注射胰岛素。

宝宝糖尿病治疗三大注意

注意 1. 心理治疗很重要

宝宝糖尿病是伴随终生的疾病，治疗的目的是防止发生酮症酸中毒和远期并发症，并使宝宝能健康成长。宝宝被诊断为糖尿病后，既要进行饮食控制，又要经常验血，每天定时注射胰岛素，父母固然烦恼，宝宝还会多方面抗拒。父母应充分爱护、关心宝宝，尽力帮助宝宝克服可能产生的自卑、悲观等种种心理问题，鼓励其增强信心，与疾病作斗争。

注意 2. 生活照顾不马虎

糖尿病宝宝的免疫功能较差，容易发生各种感染性疾病，较常见的有呼吸道、泌尿道及皮肤发生急慢性感染，一旦发生了这些疾病，必须及早积极治疗，因为其治疗效果较正常孩子要差，反过来又可使糖尿病的病情加重，临床上不乏宝宝得了感冒而使糖尿病病情加重的例子。

爱心提示

妈妈要教育孩子特别注意口腔卫生和皮肤卫生，谨防发生外伤；如皮肤出现毛囊炎、小疖子，必须"小病大看"，绝对马虎不得。

注意 3. 运动治疗不可少

运动是健康宝宝正常生长发育所必需的生活内容，对糖尿病宝宝更有着重要意义。

● 运动可使热量平衡并能控制体重。

● 运动能促进心血管功能。

● 运动使肌肉对胰岛素的敏感性增高，从而增强葡萄糖的利用，有利于血糖的控制。

爱心提示

选择运动强度不大的"有氧运动"为宜，可考虑选择孩子感兴趣的项目。运动的时间要根据不同的年龄而定，有人主张患糖尿病的学龄儿童每天应参加不少于 1 小时的适当运动，年龄较小的宝宝运动时间可酌情减少。

幼儿急疹，
易被误诊的急性传染病

文／袁秉煜

邻居宝宝小强刚满1岁，一天夜里突然发高热，肛表测量达40℃，被急忙送往医院挂急诊，化验血常规白细胞数和细胞分类基本正常。临床常规检查，小强咽部有些充血，医生诊断为感冒，挂了2瓶吊针，一瓶加抗病毒药，一瓶加抗生素。可回到家后，小强体温仍为39.5℃，小强的父母非常着急，担心体温高会"烧成肺炎"。

邻居把小强抱到了我家，我为小强做了检查，孩子体温虽很高，而精神状态很好，逗笑如常。我告诉小强的父母："婴幼儿得了感冒或其他急性传染病，体温往往会很高，判断病情轻重，不能仅仅根据体温的高低，更重要的是要看精神状态，有的病孩体温虽不高，但精神萎顿，病情往往不轻；小强体温虽高，精神状态却很好，看来不像重病。至于'高热会烧成肺炎'，是一种误解，得了肺炎会发高热，高热可能损伤脑细胞，却不会'烧成肺炎'。"我建议：做物理降温，也可服小剂量退热药。

数小时后，小强的热度降了下来。第二天肛温又升至40℃，再去医院挂急诊，拍了胸片，报告正常，又挂了2瓶吊针。这样，折腾了三天，小强的体温突然降至正常了，而身上很多部位出现了淡红色的皮疹，直径2～3毫米，以颈部、躯干、腰部、头部较多，用指压红色会褪。我说，小强得的是幼儿急疹，这种病很少有并发症，不必着急，皮疹在1～3天内会全部褪去，不会留下色斑，也没有脱屑。不过小强于10天之内不宜与其他婴幼儿接触，以防传染给其他孩子。

幼儿急疹是什么病

幼儿急疹是婴幼儿时期常见的发疹性疾病，现在已确定它是一种特殊病毒引起的急性呼吸道传染病。据研究，婴儿出生后从母体获得抗体，很少发病，6个月后宝宝体内从母体带来的抗体减弱、消失，因此该病好发于6～18个月的宝宝，发病以春、冬季多见。

幼儿急疹的表现

幼儿急疹起病很急，表现为宝宝突发高热，体温常为39～41℃，但宝宝体温虽高，精神一般良好，咽部有轻度充血，枕骨下淋巴结轻度肿大，高热时食欲减退，并可有轻度的腹泻、呕吐；

体温过高时可出现短时间全身抽搐，一般发热3～5天后自然骤降，此时皮肤出疹，往往需到此时才能明确诊断。热度退后出疹是本病的特点，凭这一特点不难跟其他发热，出疹的疾病鉴别。

幼儿急疹难以早期诊断

婴幼儿时期引起发热、出皮疹的传染病很多，但多有各种伴随症状和客观体征，唯有幼儿急疹直到热退疹出才能弄清真相，在出疹前，突出的症状是发热、所以难以跟感冒鉴别。

特异性诊断可采用斑点杂交法、多种免疫试验法或放射免疫测定法。但目前绝大多数医疗单位尚未广泛采用。

幼儿急疹的治疗和家庭护理

本病的预后良好，是自愈性疾病，无特效药，抗病毒药效果不肯定，抗生素则根本无效，不应使用。

患儿在发高热时，应加强观测，多饮水，多休息，饮食以母乳或配方奶为主，高热时可采用各种物理降温法（头部湿敷，乙醇加一分水擦拭腋下、腹股沟等），可酌情使用小儿退热片，以防抽搐。

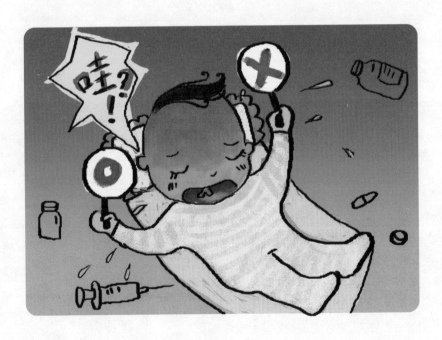

导语：

先天性心脏病简称先心病，是一种常见的心脏病。在北京先心病已连续10年成为5岁以下儿童除意外死亡外的第一位疾病死因。近日，北京市卫生局出台了《0～6岁儿童先天性心脏病筛查管理办法》，办法规定筛查机构将在新生儿入户访视以及0～6岁儿童定期健康体格检查时，免费开展儿童先天性心脏病筛查工作，以早期发现、治疗先天性心脏病患儿。

那么上海的新生儿中先心病的现状如何？现在拥有哪些治疗手段？怎样及时地发现先心病？日常护理应该注意些什么？日前，记者走访了上海市儿童医院的心内科副主任医师沈捷，请他为爸爸妈妈们做个系统、专业的介绍。

先天性心脏病
——幼儿疾病的第一杀手

采写／裴婉莉
受访专家／上海市儿童医院心内科副主任医师　沈　捷

先心病的现状

上海每年有上千名先心病新发病例

在上海，每年大约有16万的新生儿，按照先心病发病率占活产婴儿的0.7%～0.8%计算，估计每年有1200名左右的新发病例。据报道，在流产或夭折胎儿中，大多数都伴有先心病。

上海市儿童医院心脏内科门诊每天有20～30位先心病患儿前来就医，一周的门诊量在100余例，除了本市的患者外，有一半以上为外地患儿。其中，0～3岁的婴儿患者占了90%以上。位于浦东的上海儿童医学中心心脏中心是上海市先天性心脏病临床中心，每天有更多来自全国各地的先心病患儿前去就医。

发病率因检出率的提高而有所上升

近年来，3岁以下儿童先心病的检出率比以前明显增高。发病率上升的主要原因是现在的诊断技术比以往更加先进，先心病比以前更加容易检出。

先心病的起因

先心病作为一种多因素的遗传性疾病，遗传因素占有相当重要的地位。但绝大多数先心病被认为是遗传因素与环境因素共同作用的结果。在环境因素方面，有可能是在母亲怀孕的第4周至第8周，也就是在胎儿心脏发育的关键过程中，母亲受到病毒感染，干扰了胎儿正常的心脏发育，从而导致先心病。病毒感染大致包括患风疹、腮腺炎、流感等。其他环境因素包括孕期缺乏营养、服用致畸药物、照射放射线和环境污染等。

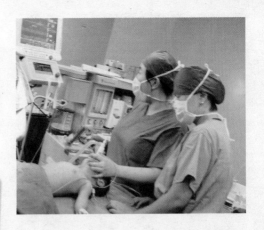

TIPS 先心病的预防
先心病的预防关键是在孕期。孕妇在孕期应该尽量避免照射放射线，不能乱吃药，患了感冒要及时就诊，做好定期的产检工作。有些先心病是可以在胎儿期就进行治疗的，尽早发现可尽早治疗。此外，有研究表明在怀孕期间补充叶酸对部分先心病有预防的作用。

先心病的标志性症状
婴儿先心病主要症状有：
＊出生后即刻或生后逐渐出现青紫，在口唇、指（趾）甲、鼻尖最明显。
＊体检发现心脏有杂音。
＊生长发育缓慢。
＊吃奶时吸吮无力、吃吃停停、喂奶困难，体重不增。
＊平时易反复患呼吸道感染。

　　青紫与心脏杂音等症状经常在宝宝出生后体检时，被医生所发现。家长在日常生活中应该多留心观察，一旦发现有以上类似症状或其他异常表现，就必须提高警惕，及时到医院做进一步的检查。

先心病的治疗
大多数先心病可以彻底治愈
　　"近年来，由于小儿心脏外科和心导管介入技术的不断进展，只要及时治疗，大多数先心病都是可以治愈的"，沈医生表示：从简单的房间隔缺损、室间隔缺损、动脉导管未闭到较复杂的法洛氏四联症等病症，都可以通过外科手术或者介入治疗等方法进行治疗。当然，目前仍有少数非常复杂的先心病尚未找到理想的治疗方法。

TIPS 尽早发现、尽早就医
有些先心病错过最佳治疗时机还可以弥补，但是有些先心病一旦错过治疗时机，就永远不会再有手术机会，只会向更加恶化的方向发展。

可分成内外科治疗方法

先心病的治疗方法主要分为外科治疗和非外科治疗。

> **TIPS 医院的检查手段**
>
> 心电图、超声心动图、胸片是先心病筛查的常规方式。必要时可能用磁共振、心血管造影或者高速螺旋 CT 做进一步的检查。

外科治疗适用于一切可治疗的先心病，包括根治手术和姑息治疗。很多先心病可以通过根治手术一次治愈，也有一些无法一次根治的复杂先心病，可以采取姑息手术，让患儿生存下来，等待进一步的治疗。外科手术的缺点是往往需要体外循环，创伤较大，术后恢复期较长，还可能遗留手术瘢痕。

非外科治疗包括导管介入和药物治疗。介入治疗的优点在于创伤比较小，患者恢复很快，但对其适应证选择要求比较严格。对于一些特殊的先心病，比如早产儿动脉导管未闭，及时给予吲哚美辛（消炎痛）治疗，可促进动脉导管早期关闭。但对于某些特殊类型的复杂先心病，动脉导管是患儿赖以生存的生命线，则需要使用药物使它保持开放。

先心病的手术

手术时机根据疾病来定

沈医生表示：手术时机是根据不同的疾病来定的，比如有些先心病患儿在出生后就需要立即做手术以挽救生命，有些则可以等到体重增加一些后再进行手术，手术安全性会更高一些。通常情况下，建议早期治疗，可根据不同的先心病类型来定。

手术存在风险但宝宝可以承受

先心病不同的类型及其严重程度决定了手术的风险程度。沈医生说："由于是对心脏进行的手术，风险总是存在的。但是，宝宝是可以承受心脏手术的。如果手术成功修复了心脏结构，那么宝宝今后的生长不会有任何影响，和正常人一样。但是比较复杂的疾病，手术后还是会对以后的生活有一定的影响。"

> **TIPS 术后家长须知**
>
> 宝宝在手术后，家长应该保证宝宝的休息；定期带宝宝回访，做检查；遵医嘱服用药物；需要适当补充营养，但也不能补充过度，食物应易于消化。

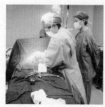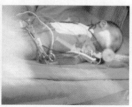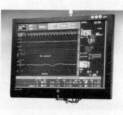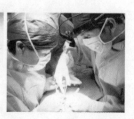

这个秋冬，让"反复上感"走开

采写／裘婉莉
指导专家／上海市中医院石门一路门诊部儿科主治医师、中医儿科博士　霍莉莉

秋冬季是上呼吸道感染的多发季节，季节转换时忽冷忽热的天气与室内外较大的温差，都可能使宝宝患上上呼吸道感染。爸爸妈妈们可要时刻做好保护宝宝的准备，与上呼吸道感染来一场"攻坚战"。

名词解释：反复上呼吸道感染

呼吸系统由呼吸道（包括鼻、咽、喉、气管、支气管）和肺组成。呼吸道以喉为界，分成上呼吸道和下呼吸道，鼻、咽、喉部分称为上呼吸道。

反复上呼吸道感染尚没有明确的诊断标准，目前是参照《反复呼吸道感染的临床概念和处理原则》，如果在1年间，0～2岁的孩子患7次以上上呼吸道感染，2～5岁的孩子患6次以上上呼吸道感染，且两次感染间隔7天以上，则称为反复上呼吸道感染。

提醒：上呼吸道感染≠感冒

老百姓所说的上呼吸道感染，俗称感冒，与中医所说的感冒并不完全等同。中医所定义的上呼吸道感染还包括急性鼻咽炎、急性咽炎、急性扁桃体炎等。

"感冒"在中医中是一个单独的病证，又称伤风，以发热、鼻塞流涕、喷嚏、咳嗽为主要临床特征，还可兼有夹痰、夹滞、夹惊等。

引发上感的三大诱因

1 宝宝自身的体质弱

宝宝体弱，有先天因素也有后天喂养不当的影响：一是父母体质不佳，嗜好烟酒，妈妈孕期饮食起居不慎，或多胎妊娠、生产过程不利等；二是宝宝4个月以后未及时添加辅食，造成宝宝的体质与抵抗力比其他孩子弱；三是宝宝偏食、挑食，导致营养不良，体内缺乏维生素和微量元素，免疫功能下降。

预防之道：

● 准妈妈要定期产检，不滥用补品，尽量避免感冒，避免乱用化学合成药品对胎儿发育产生影响。但如果准妈妈感冒严重却坚持不吃药，也是不明智的，疾病对宝宝也会产生一定的影响，建议使用中药，较为安全。

● 宝宝4个月后，开始添加辅食来补充各方面的营养。从2岁起，培养孩子良好的饮食习惯，吃饭时不看电视，少吃零食（尤其是糖果、巧克力），家长不追着喂饭。

● 可通过中医调理，改善宝宝的体质。

2 宝宝运动不当，起居环境不良

有的宝宝很少户外活动，接受日光照射机会少，体质自然较差。而居住在空气污染严重地区的宝宝，如果户外活动时间过长，会降低呼吸道抵抗力，影响肺的通换气功能，容易发生呼吸道感染；还有与密集人群接触过多、冬季室内空气不流通等，都增加了宝宝呼吸道感染的机会。

对付"秋燥"不难

采写/王 俊
受访专家/上海市儿童医院中医科副主任医师 丁惠玲

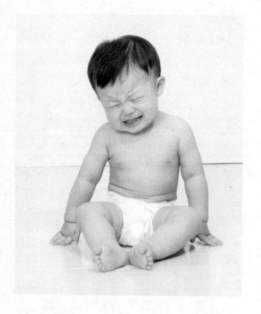

金秋十月，天气渐渐转凉，空气湿度也随之下降，"燥邪"乘虚而入。宝宝"秋燥"成了爸爸妈妈的头等烦心事。其实，"秋燥"并不是一种疾病，只是人们在秋天出现的各种不适。如何应对"秋燥"？让我们听听专家的建议吧。

1 症状：皮肤干燥

宝宝的皮肤含水量远高于成人，角质层又特别薄，锁不住水分，对外界的刺激特别敏感。因此，一旦天气变得干燥，宝宝的皮肤就容易脱屑、起皮、皲裂。

护理原则：保湿为主，预防过敏

护理小贴士

● 给宝宝涂抹适量专用润肤品

润肤品可以给宝宝的皮肤增加一层保护膜，减少外界刺激，防止水分流失。注意：宝宝使用的润肤品不能含香精，使用前最好做一下过敏测试。可以在宝宝的耳后或手臂的局部涂抹适量润肤品，如果24小时后没有过敏反应，即可安全使用。

● 宝宝洗澡不宜太频繁

宝宝的皮肤有一层天然的油脂。如果洗得太频繁，又过量使用沐浴露，会破坏宝宝的"天然屏障"哦！建议：出汗较多的宝宝每天洗一次澡，每周使用宝宝专用沐浴露2～3次；出汗不多的宝宝两天洗一次澡，每周使用宝宝专用沐浴露2次；1岁以下的宝宝用温水清洗即可。洗澡时，可以在浴盆中滴入数滴婴儿润肤油，可缓解宝宝皮肤干燥的情况。

● 风大时尽量避免让宝宝出门

秋风干燥，还裹挟着灰尘和植物花粉，如果宝宝皮肤长时间暴露其间，容易干燥皲裂，如果宝宝是过敏性体质，还会诱发过敏性皮炎。建议：宝宝在风大时尽量不要出门，如果一定要出门，最好穿上长袖长裤，戴上口罩。

● 室内勤通风

有些爸爸妈妈为了增加室内湿度，在家里紧闭门窗，开启加湿器。这可就矫枉过正啦！室内湿度过高会招来尘螨！建议：家里经常开窗通风，能保持一定的干燥度。

该就诊的状况：

宝宝如果皮肤皲裂，最好及时就医。因为宝宝的皮肤娇嫩，一旦表皮破损，容易造成细菌感染。

2 症状：流鼻血

宝宝的鼻黏膜娇嫩，血管丰富且脆弱。秋季空气干燥，鼻黏膜分泌的液体挥发较快，鼻腔容易干涩发痒，一旦宝宝挖鼻孔时用力过大，鼻腔内的毛细血管就会破裂，引发鼻出血。

护理原则：保持鼻腔湿润
护理小贴士

● 用金霉素眼药膏润鼻

经常在宝宝的鼻腔前部挤一些金霉素眼药膏，用手指轻轻按揉鼻子，使药膏在鼻腔匀开，起到润鼻作用。

● 止血时不宜让宝宝横卧躺下

宝宝流鼻血时，可在鼻孔中塞入脱脂棉止血，鼻根部用浸过冰水的毛巾冷敷。注意：不要让宝宝横卧躺下，否则血液会回流至口腔，一方面，这样不易判断宝宝的出血量，另一方面，如果宝宝咽下回流血液会引起呕吐。

须就诊状况：

如果超过20分钟还未止住鼻血，要立即去医院。如果宝宝经常流鼻血也应去医院就诊。

3 症状：便秘

所谓"贴秋膘"，到了秋季，爸爸妈妈经常会给宝宝吃高热量、高蛋白质的食物以增加营养。殊不知小宝宝的胃肠蠕动能力较弱，过量饮食，胃肠容易积热，加之秋天干燥，宝宝胃肠的积热就更严重，便秘就随之产生。

护理原则：平衡饮食结构
护理小贴士

● 哺乳期妈妈要多喝水

哺乳期的宝宝一般不需额外加水，只要妈妈多喝水、多吃蔬菜水果，保证乳汁的高含水量即可。

● 清肠热，调整饮食结构

已添加辅食的宝宝要减少肉食摄入量，多喝水，多吃蔬菜、粗粮等含有大量纤维素的食物，促进肠蠕动。1岁以上的宝宝可以每天喝100毫升酸奶，调理胃肠。

● 按摩帮助肠蠕动

宝宝仰卧，爸爸或妈妈先将两手掌心摩擦至热，然后两手叠放在宝宝的下腹部，按顺时针方向（这个方向正好与粪便在大肠中的运行方向一致）围绕肚脐眼按摩，共按摩100圈，早晚各一次。按摩可以促进肠蠕动，有助于宝宝排便。

● 不要擅自服用药物

1岁以下宝宝便秘时，爸爸或妈妈可将肥皂头蘸湿后塞入宝宝肛门，以刺激排便。1岁以上的宝宝，如果便秘达3天以上，可使用开塞露通便。

该就诊的状况：

新生宝宝如果多次出现1周以上的便秘，需去医院就诊。宝宝因排便痛苦而经常哭闹，也应去医院就诊。

预防宝宝"秋燥"，除了日常护理，最关键的是要科学饮食——以清淡为主，不宜多吃高蛋白质、高热量食物，要多喝水、多吃蔬菜水果。专家推荐了几个适合宝宝的"去燥"食疗方，爸爸妈妈不妨一试。

专家推荐"去燥"食疗方

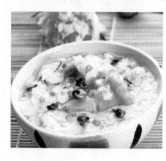

百合玉竹粥

作用：润肺止咳，清心安神，生津止渴。

材料：百合20克，玉竹20克，粳米100克，冰糖2匙。

做法：将百合洗净，撕成瓣状，玉竹切成4厘米长的段状，和粳米一起加1000毫升水，煮至黏稠，加适量冰糖调味。

食用方法：每天1次，可作早餐。

银耳红枣粥

作用：大枣能补脾胃，生津液；银耳、枸杞子能滋阴、润肺、清热。

材料：银耳5克，红枣3个，枸杞子10克，白米饭1碗，冰糖2匙。

做法：将银耳用温水泡软洗净，红枣洗净泡软去核，枸杞子泡软，均备用。然后将水烧开，放入白米饭，搅匀，放入准备好的银耳、大枣、枸杞子及冰糖，一起煮至黏稠即可。

食用方法：每天1次，可作早餐。

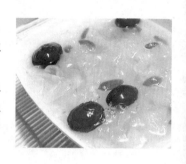

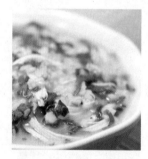

郁李仁菠菜粥

作用：润肠通便，滋阴润燥。

材料：郁李仁100克，菠菜100克，粳米100克，冰糖1匙。

做法：先将菠菜洗净，切成3厘米的段状，焯水后待用，将郁李仁研成粉，然后将粳米煮黏，加入郁李仁粉、菠菜，用适量冰糖调味即可。

食用方法：每天1次，可作早餐。

桑杏汤

作用：滋阴润肺，生津止渴。

材料：桑叶10克，杏仁10克，沙参10克，梨皮10克，冰糖1匙，纱布袋1个。

做法：将桑叶、杏仁、沙参、梨皮洗净后，装入纱布袋，扎口后，加入3碗清水同煲。先用旺火煲开，再用文火煲至1碗水，加适量冰糖调味。

食用方法：以汤代茶饮用，每天1碗。

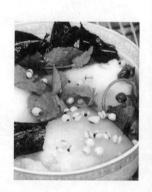

秋冬时节，儿童医院皮肤科里常常会有"小红嘴"宝宝前来就诊。这些宝宝的口唇周围都有一圈红斑，有些会出现干燥、皲裂、脱屑等症状，更严重的在口唇周围会形成黑褐色的色素沉着。这"一圈红"不仅影响宝宝容貌，还让宝宝每次吃饭都难逃口唇之痛，年轻爸妈真是看在眼里，急在心里！

舔出来的"小红嘴"

文／晓 望
指导专家／上海市儿童医院中医科副主任医师　丁惠玲

都是"舌舔"惹的祸

"小红嘴"在医学上被称之为"舌舔皮炎"，顾名思义，就是经常用舌头舔嘴唇引起的皮炎。宝宝的皮肤角质本来就比成人薄，锁不住水分，秋冬气候干燥，更易口唇发干。一旦口唇发干，很多宝宝都会不自觉地用舌头去舔，刚舔过之后，成效立竿见影——口唇滋润了，但留在唇部的唾液不仅会刺激并破坏口唇的表面保护层，蒸发时还会带走口唇内部更多的水分，"干—舔—更干—再舔"，如此恶性循环，口唇皮肤渐渐出现了炎症反应。

防治建议：

1 纠正"舌舔"坏习惯

既然"舌舔"是造成舌舔皮炎的症结所在，那么如何帮宝宝改掉这个坏习惯呢？要知道，嘴长在宝宝身上，要爸爸妈妈每时每刻监督宝宝，太困难了。

民间有一偏方：取黄连 30 克，碾成细粉，加水 300 毫升，煎沸后待黄连粉沉淀，取上面清液约 200 毫升，装瓶备用。使用时，用棉棒蘸取清液涂于患处。黄连煎液既有抗炎效用，又因其特别苦，宝宝舔了第一次，就不敢舔第二次，一举两得。

或许偏方良药苦口，有助于纠正宝宝"舌舔"的坏习惯，但黄连的苦味，对宝宝来说，可谓是一种"酷刑"。

给宝宝准备一支专用的儿童润唇膏吧！一发现宝宝唇干，就给他（她）适量涂抹；饭后、临睡前再给宝宝涂一涂。口唇滋润了，也就不需要舔嘴唇了。家里的橄榄油、麻油也有同样功效哦！

2 由内而外巧"祛火"

口腔是人体消化道的第一站，胃里有"火"，自然容易口干唇燥。所以有舌舔皮炎的宝宝要治本，就要先"清胃火"，要多喝水、多吃新鲜水果蔬菜，不吃羊肉、巧克力、龙眼等热性食品及油炸食品。另外，专家推荐了一款"祛火"饮品，爸爸妈妈不妨一试。

芦根水
材料：芦根 30 克，冰糖适量。
做法：将芦根洗净，与 500 毫升冷水同煮，煮开后再小火煮 20 分钟，放适量冰糖即可。
食用方法：以水代茶饮用。

115

宝宝鼻塞，妈妈有妙招 文/张荣碧

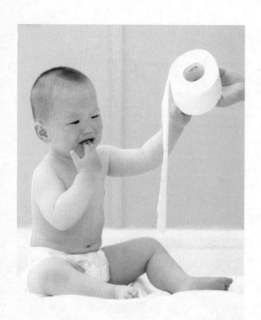

我做妈妈的时间并不长，可要说对付孩子因为感冒而引起的鼻塞，我简直算得上经验丰富。这实在不是件值得骄傲的事，正好相反，我为此感到惭愧——我的经验都是因为孩子生病而积累下来的。

听说6个月内的婴儿有从母体带来的抗体，基本上不会生病。而我刚做妈妈那段日子，由于担心孩子会不小心被被子堵住鼻子，所以，即便是寒冬时节，我也总是让孩子大半个身体露在被子外，以保证让她的鼻子远离被子。结果，孩子才出院两天就受凉、感冒、鼻塞，以致我还在坐月子时，就忙着带她上医院看医生。现在回想起，真是心疼不已。

说说怎样对付感冒鼻塞吧！

我妈妈的绝招——用葱通鼻

起初我是自己参照书本喂养孩子，妈妈基本不随便发表意见。

可看着娃娃鼻塞的难受样，妈妈终于忍不住建议："有没有葱，拿根葱给她通通鼻子。"

葱找来了，我挑了根最青翠最干净的葱，取了中间一截，凑到娃娃鼻子下头，轻轻伸进她鼻子。妈妈在一边屏着气，静静看我行动。娃娃显然觉得不舒服，她扭了扭头。葱弯了弯，还好，没有把她弄疼。只是鼻子里的东西还是不出来。

"我来试试看。"妈妈拿了葱，一边凑到娃娃鼻前，一边用手指揉碎葱。

"妈妈，你塞进去要窒息的……"我话音刚落，只见娃娃皱着眉头，"啊——嚏！"鼻子里的小东西应声而出。

原来，妈妈是利用葱的辛辣味道，刺激娃娃打喷嚏，从而使鼻子通气。经过多次使用后，我觉得这个方法非常好，经济、简单又有效。

从妈妈那里，我学会了用葱给婴儿解除

妈妈小提醒：

葱也可以对付固体积物：如果婴儿鼻子里有鼻痂，可以先往鼻子里滴入一点奶汁，让鼻痂变得稀软。然后，揉碎葱，利用呛鼻的气味刺激婴儿打喷嚏，把鼻痂冲出鼻腔。

鼻塞之苦。更重要的是，我由此放弃了"本本育儿主义"。

怎样使用滴鼻剂

小孩鼻塞严重时，只能张嘴呼吸。此时即使是用葱来刺激打喷嚏，也无效。因为，小孩鼻子呼吸不通，再刺激的气味也不能令其有反应，这时只能带小孩去医院。一般，医生在给出治疗感冒的药方后，还会开滴鼻剂供喂奶前使用。

情况最糟的是小孩吮吸奶头时，吃得正欢，嘴巴鼻子却都无法呼吸。于是小孩常常突然离弃奶头，伤心大哭。这时候，要保证其吃到足够的奶水，只能使用滴鼻剂。这是目前我所知道的减轻鼻塞最有效的方法。滴下后，鼻子立刻有一段时间就不再产生黏液，孩子可以趁机饱餐一顿。当然，滴鼻剂只有在医生指导下才可以使用，并且使用次数不能过多，否则反而会增加黏液产生，造成鼻部更加堵塞。

简单使用滴鼻剂的方法

1. 在床上放个小枕头或坐垫，让小孩仰卧，把枕头垫在小孩的肩下，这样小孩的头就会向后下垂。在你给小孩滴药水的时候，小孩可能扭动，你可以请另一位成人帮你扶住小孩的头。

2. 把滴管的末端恰好放在小孩鼻孔上，按医生处方的滴数将药滴入鼻孔里。记住不要让滴管碰到鼻子。如果碰到了，在下次使用前要把滴管洗净。滴好以后，让孩子躺1分钟。

你也可以

1. 用毛毯将婴儿包好，把其背部横放在你的大腿上，使头部下垂在你左侧大腿的外面。
2. 左手放在小孩的头下，撑住小孩的头，按儿童滴鼻剂的给药方法给其用药。

对付鼻塞最根本的方法——防止感冒

感冒发生在宝宝身上，往往比发生在成人身上严重，因为有并发胸部或耳部感染的危险。

我曾以为婴儿在6个月内不会感冒，结果粗枝大叶地照顾女儿，让其在刚出生时饱受感冒之苦。也正因为那次的深刻教训，我更加注重小孩身体素质的锻炼和日常的护理。

女儿6个月之后，生病反而少了。看着她如今健康、活泼、可爱的样子，我很欣慰。是啊，再好的病期护理，也不如好的防治。

秋冬季宝宝很容易出现久治不愈的咳嗽。治疗咳嗽的药物铺天盖地,食疗、理疗、雾化治疗,偏方用了一个又一个,可哪一个也不灵验,到底该怎么办呢?

久治不愈的
宝宝咳嗽

文／贺军成

咳嗽病因寻根问底

其实,宝宝咳嗽往往只是一种症状,并非是病因,真正的"罪魁祸首"大多数是上呼吸道感染。咳嗽是一种保护性反射动作,身体通过咳嗽可以把呼吸道中的"垃圾"清理出来,咯出来的痰就是"垃圾"。

当然,如果你把咳嗽都当成好事,也是错误的。当呼吸道中没有"垃圾",只是有充血、水肿,或由于长期咳嗽刺激,使咳嗽中枢持久处于高度兴奋状态时,咳嗽就不是具有保护作用的反射动作了,此时就应该积极止咳了。即使是保护性的咳嗽,如果咳得剧烈,影响睡眠和进食,也要治疗。

止咳治疗包括祛痰、化痰,减轻呼吸道黏膜水肿,恢复气管内膜纤毛作用等,而不是简单地服用止咳药。首先要分析咳嗽的原发因素,针对病因治疗,才会收到好的效果。

引起宝宝咳嗽的病根按解剖部位从上至下依次为:额窦炎、鼻窦炎、鼻炎、咽炎、喉炎、气管炎、支气管炎、毛细支气管炎、肺炎。按病谱分,有百日咳、百日咳综合征、感冒、流行性感冒、上呼吸道感染、过敏性咳嗽、支气管哮喘、心因性咳嗽。还可按咳嗽类型分为外周性咳嗽、中枢性咳嗽。按照中医理论分为湿热咳嗽、寒喘咳嗽、发热咳嗽、伤风咳嗽等。要想从根子上改善咳嗽症状,服止咳药止咳只是作为辅助治疗,必须把重砝码加在真正的病因上。

治疗之道

1. 看看耳鼻科

额窦炎、鼻窦炎、鼻炎、咽炎都是比较难治的疾病,属于耳鼻科范畴,而给小孩看病,爸妈大都去小儿内科门诊,这样就容易误诊,应带小孩看一下耳鼻科医生,及时查明这一方面的病因。

2. 不能长期使用抗生素

即使是气管炎、肺炎引起的咳嗽,也不一定都有感染,所以,对于久治不愈的咳嗽,不要长期使用抗生素,更没有必要长期使用抗病毒药物。没有细菌、病毒感染,还长期使用抗生素只能增加药物的副作用,使白细胞下降,菌群失调,胃功能受损,食欲下降,利少弊多。

3．重视对呼吸道黏膜的保护

　　由病毒、细菌等各种微生物和各种理化因素、环境因素等引起的呼吸道黏膜病变，如果没能随着病毒、细菌等外来因素的消失而改善，导致呼吸道黏膜自身功能的损伤，就会形成久治不愈的咳嗽。这就是即使用很高级的抗生素也难以治愈咳嗽的症结。这时，必须改善呼吸道黏膜本身的功能，才能根治咳嗽，所以应该把重点放在对呼吸道黏膜的保护、修复和功能的恢复上。多喝水，让室内空气湿度适宜，可以使纤毛运动功能改善，使痰液变稀薄，有利于排出；让室内空气新鲜，减少室内灰尘，可以减少理化因素刺激，帮助呼吸道内膜功能的恢复。

误诊率惊人的过敏性咳嗽

　　宝宝过敏性咳嗽是常见病，但是，至今尚未引起医生和家长的足够重视，误诊率高达90%以上，如不及时诊断和积极治疗，大约有43%的患儿可出现哮喘症状，甚至发展为支气管哮喘。过敏性咳嗽是机体对抗原性或非抗原性刺激引起的一种持续性炎症反应，可发生于任何年龄的宝宝，表现为反复或持续发作一个

月以上的剧烈咳嗽，以夜间和早晨发作较多见，运动或哭闹时咳嗽加重。大部分宝宝的咳嗽为刺激性咳嗽，有痰液。发病并不限于冬、春二季，往往有家族或个人过敏史。大多数患儿在婴儿期有婴儿湿疹和过敏性鼻炎病史，用抗生素和止咳药物治疗无效。对这样的长期咳嗽，如排除了其他器质性疾病，家长就应想到孩子可能患了过敏性咳嗽。若能做到早发现和适当地抗过敏治疗，将有助于降低患儿呼吸道黏膜的敏感性，可预防发展成为哮喘。

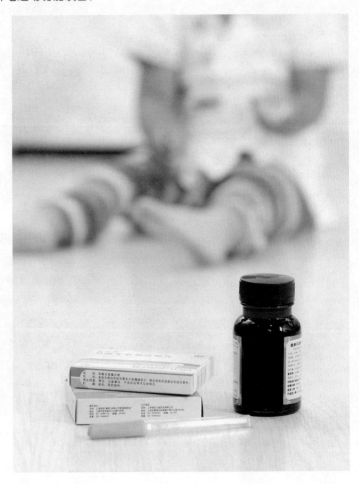

湿疹宝宝护理有方

文／上海市儿童医院副主任护理师　胡渊英

湿疹俗称"奶癣"，是婴儿常见皮肤病，也是一种过敏性皮肤病。

婴儿的皮肤发育尚不健全，最外层表皮的角质层很薄，毛细血管网丰富，内皮含水及氯化物比较丰富，所以容易发生过敏反应。婴儿湿疹的发生与饮食的关系密切，大部分患儿可能是对鸡蛋白、鱼或牛奶过敏所致，这些过敏物质可以经母乳影响宝宝。皮疹以面部为多，呈弥漫性多形性损害，可引起继发感染。

宝宝湿疹护理有方
饮食调理

当宝宝得了湿疹以后，首先要观察喂养是否合理。平时，家长应留意生活中一些常见过敏原，主动地预防疾病。母乳喂养的宝宝如果患了湿疹，母亲应暂时停吃牛奶、鸡蛋等容易引起过敏的食物。如果妈妈确定了某些食物是引起宝宝过敏的"元凶"，可开始吃少量，再慢慢加量，让宝宝逐渐适应。如果对蛋白过敏，可只吃蛋黄。如果对牛奶过敏，可将牛奶多煮几次，过敏情况严重者可改吃豆浆。

在为患湿疹的宝宝添辅食时，要一种一种试，以便找出那种引起过敏的食物。

皮肤护理

让宝宝穿宽松的衣服，以柔软浅色的棉布为宜。不用热水或肥皂水擦拭患处的皮肤，不用任何护肤品。在皮肤和眉毛等部位结成的痂上，可涂专用护理油或消过毒的食用油，第二天再轻轻擦拭。

特别注意

1. 可以用软布松松地包裹住宝宝的双手，以免他自己抓破皮肤。

2. 在湿疹发作时不做预防接种，以免发生不良反应。

3. 必要时可在医生指导下使用消炎、止痒、脱敏的药物，切勿自行使用任何激素类药膏。

4. 如果湿疹化脓感染或宝宝因此而发热，应及时去医院诊治。

5. 如果宝宝是过敏体质，要保持居家环境卫生，清除环境中的过敏原，保持室内空气新鲜。

6. 换季时要注意保暖，防止过冷过热，预防感冒。

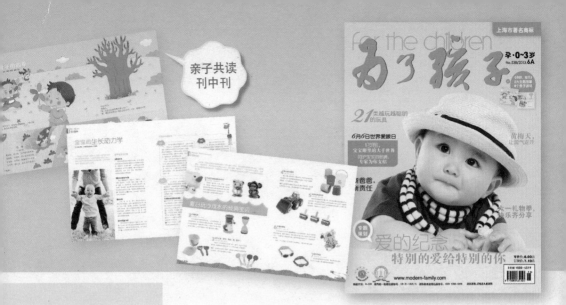

亲子共读
刊中刊

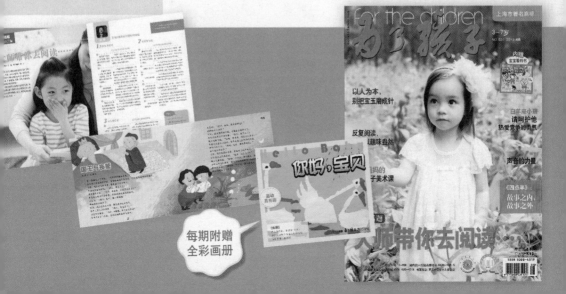